老年抑郁症的诊断及治疗

——让老人欢乐地度过晚年生活

编　著　赵友文

北京大学医学出版社

LAONIAN YIYUZHENG DE ZHENDUAN JI ZHILIAO

图书在版编目（CIP）数据

老年抑郁症的诊断及治疗/赵友文编著．—北京：北京大学医学出版社，2006.5
ISBN 7-81071-840-1

Ⅰ．老…　Ⅱ．赵…　Ⅲ．老年病：抑郁症—诊疗
Ⅳ．R749.4

中国版本图书馆 CIP 数据核字（2006）第 007436 号

老年抑郁症的诊断及治疗

编　　著：赵友文
出版发行：北京大学医学出版社（电话：010-82802230）
地　　址：（100083）北京市海淀区学院路 38 号　北京大学医学部院内
网　　址：http://www.pumpress.com.cn
E - mail：booksale@bjmu.edu.cn
印　　刷：莱芜市圣龙印务书刊有限责任公司
经　　销：新华书店
责任编辑：许　立　娄艾琳　**责任校对**：金彤文　**责任印制**：张京生
开　　本：850mm×1168mm　1/32　**印张**：8.25　**字数**：161 千字
版　　次：2006 年 5 月第 1 版　2006 年 5 月第 1 次印刷　**印数**：1—4000 册
书　　号：ISBN 7—81071—840—1/R·840
定　　价：19.90 元

序

抑郁症是最常见的精神障碍之一，可发生于各个年龄阶段，女性、老年人更易成为受害者。如果从疾病所造成的生活质量的损害和职业功能的下降等方面来评价疾病负担，抑郁症在我国也仅次于慢性阻塞性肺病，排在所有疾病负担的第二位。

抑郁症不仅给患者本人带来身心上的巨大痛苦，抑郁症所导致的自杀也会给患者的家庭乃至社会造成不可估量的损失。值得庆幸的是，目前的治疗策略能够使80%以上的患者获得明显的缓解，其中多数患者可以完全恢复正常的社会和生活功能。

有一点应该特别强调，即50%以上的抑郁症患者有可能会出现复发。因此，对抑郁症的治疗是一个长期的过程。而对某些特殊人群，如有过多次发作的抑郁症患者、老年抑郁症患者，抑郁症的治疗可能是一个终身问题。在制定长期治疗策略时，患者本人-患者家属是治疗的重要同盟，只有得到了他们的积极配合，才能使抗抑郁治疗策略的实施成为可能。而治疗同盟建立的第一步，就是健康教育，让患者及其家属对抑郁症的前因后果有全面的了解，以便更好地配合医生的治疗。这也是写作本书的主要目的。

本书的作者赵友文教授，从事精神科临床医疗、教学和科研工作40多年，学识渊博，经验丰富，而且始终保持着对新药物、新治疗的探索精神。她的临床作风素以“干净利落”著称，临床诊断中拨云见日，紧抓核心问题，与病人交流时直指要害，令病人有“醍醐灌顶”之感；制定治疗方案时仔细斟酌，务求安全有效。赵友文教授在患者当中享有很高的声望，许多青年医生也推崇她为优秀的临床指导老师。本人也在师从赵教授的过程中，获益良多。因此，相信本书也会对精神科年轻医生及综合医院相关学科的医生，学习如何恰当诊断和治疗抑郁症有所裨益。

于　欣

2005年11月28日

于北京大学精神卫生研究所

前　言

作为一名从事精神科临床工作40多年的医生，去年退休了。本想好好休息一下，但是，近年来，每天门诊接诊的病人中，半数以上是抑郁症老人。患者深切的痛苦，病愈后的无比欢乐，都在深深地震撼着我的心。我开始了思想斗争，是轻松的休息，还是努把力，把自己的医学知识、临床经验写出来，向病人及家属介绍一些有关疾病诊断及治疗的知识，也向年轻的医生们介绍一些关于老年抑郁症的特点、如何给老人选择用药、药物的不良反应、交互作用、如何进行全程抗抑郁治疗、如何预防复燃及复发以及如何防范自杀等问题。让这些知识和经验在广大患者和医生中发挥更大的作用，能及时识别和治疗抑郁症，更好地预防复发。

我从18岁入北京医学院（现在已与北京大学合并）学习，毕业后一直在北医附属医院的精神科工作，将近50年都在北医度过的。我的老师们的严谨的治学作风、科学态度，我的前辈和同道们的对病人的负责精神，对专业的精益求精的精神，都在不断地给我以鼓励和鞭策，使我鼓足勇气，利用退休的“闲暇时间”一题一题地写出来，也算是我对老年抑郁症病人的一种关爱！

祝患抑郁症的老人们

健康地、欢乐地度过晚年生活！

赵友文

于 2005 年 10 月

目　录

1 抑郁症

1.1 什么是情感（心境）？

一个人在平常的时候，不大在意自己的心情是什么样的。这种平平静静的情绪状态，是一种比较持久的，没有太大变化的，自己常常感觉不到的，是一种相对的稳定状态，就叫情绪，也叫心境或情感状态。

我们说，心境的平静状态，只是一种相对的稳定，有如一个“平静”的湖面，不像铁板一块那样的一成不变，也不像大海一样“无风三尺浪”，不断的波涛起伏，而是经常不断地出现细小的涟漪，会因为发生了高兴的事情，心情愉快，情绪高涨。例如，过节了，老朋友们聚会了；孩子考上好学校了……如果遇到了困难，发生了矛盾，碰上了倒霉事，就会心情变坏，悲哀或者着急……也就是说，会因为外界环境的变化，或者身体不舒服，使我们的心情发生相应的改变，这种变化一般都不会维持太久，顶多 3～4 天，一个星期都会过去。不管是高兴，还是悲伤，都会过去的。一般来说，高兴也好，悲伤和痛苦也好，常常对自己的工作、生活规律不会产生大的影响。这就是平常人的心境，情感或叫情绪状态的表现。

人的情感活动也是心理活动的表现。当人们对外界环境，也包括身体本身的内环境，发生变化时，对这些变化会产生主观的态度反应。首先是有客观存在的内、外环境的变化，才发生人的相对应的情感变化。这种情感的表现，不仅有表现在表面上的，如表情、行为等方面的表现，如高兴时的喜笑颜开、拍手称快，甚至手舞足蹈；痛苦时的伤心落泪、哭啼不止，甚至号啕大哭，搓手顿足……这仅仅是可以看见的外部表情及行为变化。还有身体内部的植物神经系统以及内分泌和代谢等方面的相应改变，如心情急躁或激动时，心跳加快、面部潮红、出汗、血压及血糖升高，甚至会发生尿频、闭经……还有相应的思维活动的改变，意志行为等的改变。例如，一件令人高兴的事情，就会让人主动地、积极地去参与、去安排进行。相反，这件事自己感到烦恼，就会拒绝、就会感到心情不快，如果就是迫不得已去了，也不会积极、努力地去完成……

人的情感活动是一个复杂的心理过程。原始的情感就是本能活动，如食欲和性欲活动。而高级的，人类所特有的情感活动是具有社会、集体特点的情感活动。所以，情感活动不仅仅只有喜、怒、哀、乐、悲、思、恐，还包括着责任感、义务感、审美观以及道德观念等等复杂的情感。

人的情感活动具备一定的特点：

(1) 情感的倾向性：指的是一个人的情感活动是

由什么引起的，又指向什么。例如，有的学生通过自己的努力，考试得到了好分数，心中高兴，而另一名学生却在为考试作弊而沾沾自喜，同样是高兴，却大有不同。

(2) 情感的稳定性：平常人的情感活动是趋于稳定的，虽然经常发生变化，但是幅度不大，不会是变化无常的，否则就是病态的情绪不稳定状态。

(3) 情感的效能性：指的是人的情感活动可以成为意志、行为的动力。一个人受到表扬之后，会把高兴的心情变成积极工作的动力，有时一件令人悲愤的事情，也会让人化悲痛为力量。这就是情感活动的效能性特点。

所以，虽然人们常常对自己的情感活动不在意，但是人的情感活动（情绪、心境）对人的认识活动、思维、意志和行为（包括外表的和身体内部的）都会产生极为深刻的影响。

1.2 什么是情感障碍?

正常人的情感活动是在内、外环境的影响下，产生的心理活动。例如，高兴或者悲伤都是有原因的，而且从程度上，持续时间上，从表情、行为和思维等方面看，都是可以被人所理解的，是正常的。

在情感方面表现出的，各式各样的，病态的表现，就是情感障碍。

在临床上，从精神疾病上，可以见到许多情感障碍。例如，在精神分裂症时常见的情感障碍，有情感淡漠，情感倒错，矛盾情感等；在器质性精神障碍中常见的，有易激惹，病理性激情、情感迟钝、欣快以及强制性哭笑等；在神经症或者心理因素引起的心理障碍时，常见的是焦虑、情感脆弱、情感暴发、易激惹、恐惧情绪等等。

情感性（心境）障碍可以见到两种相反的情感障碍的表现，一种是情感高涨，另一种是情绪低落。

情感高涨：指的是躁狂症病人的典型的情感障碍的表现。主要表现为：情绪高兴，表情愉快，兴高采烈。于一切事物都感到乐观、有意思、有极大的兴趣；在行动上，什么事情都乐意参加，充满自信，主动与人（甚至是不相识的陌生人）接触，并热情洋溢。这种热情、主动的乐观情绪，常给人留下极好的印象。常常能感染周围的人，引起他人的共鸣。这时病人常会感到自己头脑灵活、思维敏捷，有时会在学习或工作上有明显的进步、突破，作出成绩。与他平时很熟悉的人会觉得他和平常不一样了，变得活动多了，能干了，变得活跃了，也变得什么愁、烦都消失了，但常常不会想到这是一种病态，更万万不会想到这是一种心理（精神）疾病的状态，但是，事实上这就是轻躁狂的症状表现。

病情加重之后，症状加重，虽然情绪仍旧是愉快的，但容易情绪不稳，易管闲事，明显地挑别人的错（绝大多数都说得对）。别人如不接受，会大发脾气。病人不仅头脑灵活，思维快得别人跟不上（叫思维奔逸），甚至听不明白他说的内容，但让他放慢，进行解释的话，还是可以明白他的意思的。病人的活动增多，在人群中只听他一个人像讲演似的大声讲话，别人插不上嘴。他讲话时眉飞色舞，表情极其丰富，但不久就转变话题，常被其他事情所吸引，办事虎头蛇尾。有时乱买东西，花钱大方，还常常买东西送人；有时表现轻浮，追逐异性，打扮得花枝招展。不仅信心十足，还常夸大自己的能力、身份。自己感到从来没有过的心情舒畅与幸福。

如果病情再加重，病人不仅话多，简直就停不下来，已经是喊叫似的讲话，甚至声音嘶哑了还要说个不停。活动多得凌乱，不可理解。不能正常进食和睡眠，情绪极度振奋而不稳定。此时已无法再感染别人，病态是十分明显了。

以上就是情感障碍的躁狂症，从轻、中度至重度的表现，是情感高涨的症状。

情绪低落，与情感高涨正好相反，是病人情绪变得低沉，经常闷闷不乐，活动减少，思维变得迟缓，对任何事物都认为没兴趣、没意思，一切都引不起他的乐趣，病人感觉到丧失了享受欢乐的能力，这是典型的抑郁症的临床表现（下节中详述）。

总之，情感障碍的内容和表现是很多的，很复杂的，特别值得注意的是情感（心境）障碍的两种完全不同的情感障碍，一为情感高涨的躁狂症，另一为情绪低落的抑郁症，躁狂症比抑郁症相对较少，抑郁症很常见。另外，还有的病人这两种临床症状会交替出现，甚至会快速交替，称为双相情感障碍。

1.3 什么是抑郁？什么是抑郁症？

抑郁就是心情不好、忧郁、苦闷及悲哀的心情。这种忧郁心境，常常是有原因的，遇上难以对付的事情，觉得不好办而发愁，受到不平的待遇，又无法发泄出来，也会感到苦闷。老年人退休之后，所体会到的事情，十有八、九都不顺心，生活的圈子变狭窄了，常常会产生失落、悲伤。老年人退休之后，经济上受到不少的影响，常常会为此心情不愉快。老年人经常患有慢性病，这些疾病不仅会使老人的身体有各种各样不舒服的感觉，如疼痛、麻木、疲乏无力等等，还会使老人感到心情沉重，怕病好不了，怕麻烦子女……为此，心情郁闷是经常会出现的。

虽然，老年人经常会有忧郁的心情，但是，当遇到高兴的事情，如当见到孙子，当与亲朋好友聚会时，当遇上节日，一家人团圆时……总之，还有许多时日是会让老人心情愉快的。不管是高兴，还是忧郁，总的持续时间都不长。虽然，对于老人们来说，总的心境是属于那种“夕阳无限好，只是近黄昏”的悲调，但仍属于正常的情绪状态。

抑郁症是一种病态的情绪低落，是一种情感障碍，属于心理（精神）疾病的范畴，是和躁狂症的情感高涨完全相反的心境。

主要的表现是：情绪低沉，但是并没有什么原因使他心情不好，如上面提到的，对于病人来说，没遇到什么难以解决的事情，经济情况也很好，身体也没什么大的疾病，一家人生活得很融洽……总之，想不出使自己心情不好的原因，但是就是高兴不起来，也就是说自己觉得丧失了享受快乐心情的能力，对任何事（过去喜爱的，经常有兴趣或做的事情）都提不起兴趣，觉得没意思，人人都那么高兴，有说有笑的，自己却做不到，变得少言少语，费力说话时，也是简单的几句。声音低微，有气无力的，终日忧心忡忡，愁眉不展，唉声叹气。病人会觉得自己一无是处，完全丧失了自信，觉得自己是失败者，对不起家人，甚至觉得对不起单位、国家，成了罪人……在这种情绪极度低落的基础上，又认为自己变得毫无用处，毫无希望的情绪之下，常常会产生自伤、自杀的念头，觉得“生不如死”，严重时，会出现反复的自杀行为。

抑郁症的另一组症状是：身体方面的各种症状，如疲乏无力，一天什么都不干，却觉得疲劳得要命，什么力气都没有，本来就觉得干什么都没意思，再加上没力气，因此，抑郁症病人稍微严重点，就会一天到晚卧床不起，原来干家务、晨练等等，全都不干了。除了乏力之外，食欲下降十分常见，什么都不想吃，有时饿了也不想吃，吃什么都没味，由于食欲下降，经常会发生消瘦。另外，失眠、睡不着觉也是常见的症状。对于抑郁症来说，特征性的症状是早醒，平时6点钟起床去晨练的老人，有的早醒1～2小时，醒后不能再睡，严重的病人入睡也困难，整夜似睡非睡的，常会觉得整夜未睡。应该提醒的是：常常在早醒时，心情抑郁是最低潮，这时，病人会体会到心情忧郁，不知这痛苦的一天将要如何度过，度日如年，不如不活了……因此，在家人正在入睡还未醒来的凌晨，常常是发生自杀最多的时间，千万要警惕！

严重的抑郁症表现中，还可以有类似精神病的症状出现。例如，从丧失自信心，到认为自己一无是处，到认为自己是个十恶不赦的罪人（自罪妄想），所以，有这种妄想的病人会自杀，有的会拒绝进食，有的会干一些十分繁重的活来惩罚自己……又如，有的病人会出现贫穷妄想，认为自己是个一无所有的穷人；也有的病人认为自己得了不治之症（疑病妄想）；还有的病人认为自己成了无用的人，家人会遗弃自己……总之，这些思维内容方面的症状，都是在情绪低落的基础上产生的。少数病人有的会产生一些与情绪低落关系不大的妄想，如被害妄想，认为某些人会对他进行迫害等等。正是因为这些症状，常常被误诊为精神分裂症。实际上，这种少见的症状也属于严重的抑郁症的思维障碍。但是，这些症状并不是诊断抑郁症时所必须存在的症状。

总之，一般从临床角度上看，作为情感障碍的抑郁症，其主要症状是情绪低落，常常是没有明显原因的，持续时间至少在2周以上。几乎是天天的情绪低落，而不是一天好一天坏的，是常说的原发性抑郁症。

如果是有明显的外界因素的原因，例如，身体得了慢性、严重的疾病，导致心情不好，产生的情绪低落，一般叫抑郁状态，这种情况在综合医院的门诊及住院部的病人中非常多见，被认为属于继发性抑郁症，继发性抑郁症的持续时间的长短及严重程度，与原来的身体疾病有着密切的关系。

然而，由于受到外界刺激引起的短时间的心情不愉快，很快就恢复正常时，就属于正常的情绪波动，并不是病态。

但是，的确有少数人，心情总持续处在一种郁郁寡欢、愁眉不展、闷闷不乐的状态，也许有些原因，但并不严重。对于别人来说，会认为没什么大不了的事情，可是对于他来说，却是久久挥之不去，情绪处于低潮状态，这是一种心境恶劣，是一种慢性的情绪低落，而且，也常常会感到疲乏无力，对一切事情都认为是一种负担，没有兴趣，办事缺乏动力，对事情诸多抱怨，又自感无信心，认为自己能力不足，常常沉闷少语，失眠，活动较少。但还是可以应付正常的工作及日常生活。这种恶劣心境也属于抑郁障碍中的一种表现。

1.4 什么是老年抑郁症?

老年抑郁症是十分常见的抑郁症，在临床上，老年抑郁症有两种情况，一种是在老年期阶段首次发病的抑郁症；另一种情况是在青壮年期就有过抑郁发作，到老年期，又再次复发的抑郁症，不管是属于哪一种，老年抑郁症都有着许多老年期的特点。

老年抑郁症不仅在专科（心理科、精神科）门诊，还在各大综合医院的门诊以及住院病房中都十分多见，可以说已成为21世纪的时尚疾病了。

但是，从精神疾病的分类与诊断学中却找不到这个疾病，也就是说这个诊断名称不确切。应该说，现在随着医学的不断发展与进步，各种疾病的诊断分类，对疾病诊断标准的不断研究、演变与发展，特别是近年来对抑郁症的研究，把更年期忧郁症、老年期抑郁症全都归类到抑郁症中，所以，老年期抑郁症只是抑郁症的一部分，并不是一个单独的疾病单元，也就是说，只要是抑郁症，不管是更年期还是老年期发病的，都属于抑郁症。

虽然，老年抑郁症并不是一个独立的疾病单元，但是，在老年期发病的抑郁症，无论在发病率、临床症状上，在治疗等诸多方面上，与青壮年期发病的抑郁症都有着许多的差别。

一般抑郁症多发生在青壮年时期，而更年期之后发病率又上升，直到80岁之后发病率明显下降。老年期发病率的上升是与老年人退休后的社会、家庭等方面的角色改变以及与老年人慢性疾病的增多关系密切。

老年抑郁症在临床表现上与青壮年期不同，表现在：老年抑郁症发病较缓慢；病程时间长；在治疗上因为慢性疾病多，常常合并服用其他药物，容易发生药物的交互作用，给治疗带来困难；老人的代谢慢、吸收慢等原因，药物见效慢，不良反应较多，所以容易成为难治性抑郁症；老年人常有一些心理社会问题，常常坚持维持用药者较少，常常达不到痊愈就中断治疗，或者好转、痊愈之后不能坚持巩固服药，引起复燃或复发者较多。

老年抑郁症常常症状严重，多数产生一些较重的各种症状（见后面专题叙述内容），常给诊断及治疗带来困难，如常误诊为痴呆、精神病、躯体疾病等等。

老年抑郁症在自伤、自杀的行为方面明显比青壮年抑郁症增多，而且成功者较多。

总之，老年抑郁症有许多特点，必须认真对待与处理，以免发生不该发生的意外等问题，所以，老年抑郁症当前受到了医学界和社会上的广泛关注。

1.5　抑郁症的诊断标准是什么?

诊断抑郁症，与诊断一般内科疾病等身体疾病有所不同，因为这种情感方面的疾病，没有一些可以明确的，特定的指标。如高血压病，测量一下血压，制定一个大家一致的指标就行了，只要收缩压高于 140 毫米汞柱、舒张压高于 90 毫米汞柱就可以诊断为高血压了。而抑郁症的诊断就没有这么简单，要应用多方面的指标加以判断，而且这些判断的标准也要获得公认，大家（国际上的精神科及心理科医生）都要一致才行。因此，许多年以来，经过协商制定出了一系列的诊断标准。

本文要介绍的是我国的抑郁症的诊断标准。它是 2001 年 4 月，中华医学会精神科分会编制的《中国精神障碍分类与诊断标准》简称 CCMD-3，即第 3 版的内容。

抑郁症指的是：心境障碍（情感性精神障碍）。

心境障碍（情感性精神障碍）以明显而持久的心境高涨或低落为主的一组精神障碍，并有相应的思维和行为改变。可有精神病性症状，如幻觉妄想。大多数病人有反复发作的倾向，每次发作多可缓解，部分可有残留症状或转为慢性。

抑郁发作：

抑郁发作以心境低落为主，与其处境不相称，可以从闷闷不乐到悲痛欲绝，甚至发生木僵。严重者可出现幻觉、妄想等精神病性症状。某些病例的焦虑与运动性激越很显著。

【症状标准】 以心境低落为主，并至少有下列4项：

（1）兴趣丧失，无愉快感；

（2）精力减退或疲乏感；

（3）精神运动性迟滞或激越；

（4）自我评价过低、自责，或者内疚感；

（5）联想困难或自觉思考能力下降；

（6）反复出现想死的念头或有自杀、自伤行为；

（7）睡眠障碍，如失眠、早醒或睡眠过多；

（8）食欲降低或体重明显减轻；

（9）性欲减退。

【严重标准】 社会功能受损，给本人造成痛苦或不良后果。

【病程标准】

（1）符合症状标准和严重标准至少已持续2周。

（2）可存在某些分裂性症状，但不符合分裂症的诊断。

【排除标准】 排除器质性精神障碍，或精神活性物质和非成瘾物质所致抑郁。

除了我国的诊断标准之外，在临床上经常使用的诊断标准还有世界卫生组织于1992年制定的疾病分类与诊断标准中的“精神与行为障碍分类”——“临床描述与诊断要点”（即ICD-10，国际分类第10版）。

以及美国精神病学会于1994年制定的，精神障碍分类与诊断标准，第4版（即DSM-Ⅳ），这两个分类与诊断标准中对抑郁症的诊断要点与我国的诊断标准极其相近，因此就不介绍了。

在我国及美国或国际上的诊断标准中，都强调了抑郁症的反复发作的特点，指出大多数有过一次发作的病人都会有多次发作。当然也有复发危险性很低的，如一生中仅发生过一次抑郁症。因此，有的临床医学家提出：单次发作和反复发作也可能是两个独立的亚型。

在诊断标准中，还将抑郁症的程度即轻度、中度以及重度的特点加以确定。

例如，美国的DSM-Ⅳ关于重型抑郁综合征的要点如下：

（1）抑郁情绪在一天中有大多数时间出现，且几乎每天如此；

（2）一天中大多数时间兴趣明显下降，或兴趣全部丧失，几乎每天如此；

(3) 非节食情况下体重明显的下降或增加（1个月内体重变化超过5%），或几乎每天食欲下降或增加；

(4) 几乎每天失眠或睡眠增多；

(5)（观察到的）几乎每天都有的精神运动性兴奋或迟滞；

(6) 几乎每天均感到疲乏或缺乏精力；

(7) 几乎每天均感到无价值，或不适当地过分内疚；

(8) 几乎每天思考或注意力集中困难，作决定时犹豫不决；

(9) 反复想到死亡（并非怕死），反复出现自杀观念、自杀计划或自杀企图。

上述症状中，至少有5条，而且其中必须包括至少持续两周时间的情绪低落或兴趣下降，方可确诊是重度抑郁症。

1.6 抑郁症的主要临床症状是什么？

抑郁症以情绪低落为主要症状，不仅情绪低得过分，而且几乎天天如此，无法解脱，还要持续很长的时间，至少要超过两个星期。

主要的症状，临床上叫核心症状和附加症状。

核心症状有：

情绪低落：

悲伤、痛苦、沮丧、压抑、极度的不愉快，甚至看周围、想事情都被无望、绝望所包围着，一切都在抑郁的、低落的、悲哀的情绪之中。许多病人可以把因为丧失亲人引起的悲哀，与得了这种抑郁症的悲伤心情区别出来，失去亲人的悲哀是有原因的，而抑郁症的悲伤是无原因可查出的；有的病人就告诉医生说，真不知道为什么要沮丧，要不愉快，没有原因，但就是情绪悲伤，觉得前途没有希望，简直就没有活路一样，自杀的念头就是在绝望的基础上产生的；有的病人还感觉自己变得无用了，成了废人，是个失败者，生存已毫无价值，而且觉得全是自己的问题，没有人能帮助自己，只有自己忍受着痛苦，有时也觉得是一种病态，但是认为这种病很奇怪，相信这是一种无法治疗，治不好的病，这是一种无助感——没有人能帮助自己解脱痛苦，也正因为有了这种想法，自杀观念也才会十分坚决。

快感（快乐、愉快感觉）的丧失：

正常人在生活、工作及学习中都是积极向上的，常常会发现或发生一些自己感到高兴的、快乐的事情，会参加一些令人愉快的文体活动，甚至连看到晴朗的天气，都会觉得心情舒畅。

但是抑郁症患者，对任何事情都体验不到快乐，没有愉快的心情，也就是说，丧失了享受欢乐的能力。过去认为有意思，很愿意参加的活动，如看电视、看小说、画画、看报纸、和小孩子或其他亲朋在一起聚会等所有的这些活动都感到没兴趣，没有欢乐，没有喜悦的心情，甚至不明白别人为什么会笑！

因为没有兴趣，什么都懒得参加，离群、少语、少动，变得不出门，患者常常会觉得已经失去了生活的乐趣，失去了生存的意义，失去了活着的目标，活着太没意思，活得太累，感觉生不如死。

精力丧失（疲乏、无力）是第三个核心症状。

这种症状很特殊，绝大多数的患者都有明确的体验，表现是：并没干什么体力活，却疲乏得要命，有的人会觉得自己"没有能量了"，什么都没办法干了。一个60多岁的女病人告诉我说：自己干什么都没劲，连做个简单的饭都不想做，让80岁的母亲给自己做饭，侍候自己，感到非常内疚，想无论如何应该自己干。但是就是一点力气都没有，只好整天躺着，痛苦不堪……也就是说，病人缺乏精力和能量，要让自己干一点事情，哪怕是过去天天干的，平平常常的事情，如买菜、做饭、散步、起床、梳洗……都感到成了困难，都没劲干了，这个症状是"精神抑制"的表现，并不是身体瘫痪，得了动弹不了的疾病，病人所表现的过分疲乏无力，倦怠，甚至是筋疲力尽的感觉，即使整天卧床，什么都没干，这种感觉照样存在，因此，许多病人就坚持认为"自己一定是得了严重的疾病"。要求家属陪同到各大医院去进行多项检查，对检查不出疾病感到不相信。正是有这种精力丧失的症状，使得青壮年人不能正常地上学或正常工作，使得老年人无法像平时那样的有规律地生活，使得老年生活质量极度下降。

以上是三个核心症状。这三大症状是互相有联系的，在一个患者身上，常常同时存在，又互为因果。当然，有时在某一名患者身上，有的症状轻，有的症状重，表现出程度上的差别，但这三大症状几乎在诊断上是不可缺少的，所以叫做核心症状。

1.7 抑郁症的附加症状是什么？

抑郁症的症状不仅有核心症状，还有许多其他症状，叫附加症状。

并非所有的病人全有附加症状，有的明显，有的严重，有的症状较轻，各不相同，因人而异。但是附加症状在诊断上也是非常重要的指标。

附加症状有许多种，一般分成三个方面：即身体方面、思维方面和行为方面的症状。

身体方面的症状：

(1) 食欲改变：随着心情的痛苦，多数病人对饮食也无兴趣，觉得什么食物都变得没有味道，不思饮食；严重的病人拒绝进食；有的还觉得口干、口苦、对食物难以下咽。少数病人有食欲增强，或者有发作性（间断性出现）的饥饿感，或者暴饮、暴食。对于食欲下降的病人来说，特别是老年人，会感到紧张不安，不知得了什么病，去消化内科进行检查、治疗。严重的拒绝饮食的重症抑郁，会使得老人营养不良，体质极度下降，甚至迅速威胁生命与健康。

(2) 体重改变：由于食欲不好，引起体重下降。轻者，下降不明显，要确定有明显体重下降，其标准是一个月内下降的程度达到5%，或者每日下降接近

2斤，这种体重下降一般持续2～3个月。

如果是食欲增加，或者没有食欲下降，甚至还伴有睡眠增多的话，约有10%的病人表现出体重增加。

(3) 睡眠障碍：抑郁症的病人多数都有失眠，而且有的病人是在抑郁症状不明显时发生的最早的症状。有时，也是在抑郁症状已经好转之后，还残留下来，一直不好的症状。失眠的症状往往给病人带来十分的痛苦。

睡眠障碍分为三种类型：①入睡困难：一般人入睡所需的时间，虽然不同，但常常都在十几分钟，半小时以内睡着。抑郁症病人常常超过1小时，甚至2小时以上才能入睡。严重时，病人会说：自己整夜未睡、通宵未眠……②中段睡眠障碍：指的是在睡着之后，很快地经常醒来，醒后再入睡困难，甚至直到早上应该起床时才再睡着。有的病人会说，自己的睡眠浅，往往做噩梦等。③抑郁症的睡眠障碍，最常见的是早醒，也就是说，平时如果凌晨6点起床的话，病人提前1个多小时，甚至2个多小时醒来，再也无法入睡，值得提醒大家注意的是：早醒的抑郁症老人，在这段时间里，情绪低落是一天当中的最低点，常常躺在床上，悲哀的心绪不请自来，觉得不知这一天要如何在痛苦中度过，度日如年，不如解脱了好，这样对自己是解脱痛苦，对子女是减轻了负担。因此，这段时间，虽然仅仅是2个多小时，却常常是发生自杀最可怕的时间段，在这个时间段里，亲人们（如果是住院的病人，这段时间里也是护士）最累、最困倦、最疏于防范的时间，所以，发生自杀成功的可能性最大，请千万千万要注意防范！

少数抑郁症也会出现睡眠过多、时间加长，或者睡眠节律紊乱（白天睡得多，夜间睡得少或不睡）。

另外，有的病人表现出：对失眠的痛苦，但其老伴或其他照顾的人，所观察到的不一样，会向医生反映说："他都打呼了，他还说没睡着。"甚至在医生面前发生争执，这种现象十分普遍。这是因为一般人睡醒之后，都会感觉到心身的轻松，头脑清醒，一种轻快的感觉。而自认为没睡着的老人，他们的睡眠，没有这种轻快感，反而更加难受。头脑不清醒，身体倦怠无力，因此认为"没睡着"，这种现象提示病人的抑郁情绪较重，有这种现象的病人可能还同时合并有对身体的其他不舒服的症状，应加以注意。

(4) 性欲缺乏：抑郁症的病人性欲下降，夫妻性生活次数明显减少，甚至缺乏，是十分常见的症状，但是，病人及家属很少主动向医生谈到这个症状，应该由医生巧妙地询问出来，极少数病人有性欲增强的。老年抑郁症病人对这种症状更是避而不谈。常需医生耐心地询问其有无。

思维方面的症状：

(1) 思维能力下降：抑郁症病人，特别是老年抑郁症病人，多数感觉自己的思维能力变慢了。思考问题，处理问题时要做出决定时，变得困难了，犹豫不决，反反复复地思考，连回忆，想问题都变得困难，有时无法集中自己的注意力。因此，老人会想到自己变笨了，变傻了，成了痴呆症。病人以“痴呆”为主要症状，到神经内科去进行诊断、治疗，进行咨询的很常见。许多老人同时还有高血压，脑血管病，到神经内科检查时，会查出一些器质性的问题（如头 CT 或 MRI 的异常）而被误诊为早期痴呆。所以，必须对情绪抑郁的老人出现记忆下降，思维变得困难时，要与痴呆加以鉴别。因为治疗方法、服药的种类差别很大，所以，不可轻易下结论。

(2) 自信心下降：产生自卑感。在情绪低落的基础上，病人对自己的能力和评价明显下降，认为自己不如别人，谁都比自己好、比自己强，自己成了没有优点的人。严重时，认为自己已经一无是处，成了无用的人，是个失败者。有的抑郁症老人会把子女没有好的工作，没上好的大学等等都怪到自己身上。认为对不起子女，对不起家人。严重者明显有自责感，责备自己这也不对，那也不好等。

严重的思维障碍，具有精神病性的特点，也就是说类似严重的精神病，主要表现有以下的内容：

(1) 自罪妄想：

所谓妄想，就是与事实不符的一种病态的想法。病人认为是对的，是存在的，而实际上并不存在，却怎么也不相信别人的劝说，甚至用摆事实，讲道理都不能使病人改变，直到病好就会想通，这种思维障碍，叫妄想。

自罪妄想：指的是抑郁症病人在抑郁的情绪基础上，产生出一种自认为犯了罪，有时别人认为很小的事情，他会责备自己，认为犯了大罪。一位退休的工程师，抑郁症复发的时候告诉医生："我犯了罪，单位一定会开除我，住院也不会给报销了。"医生问："犯了什么罪？"他痛苦地，无地自容地坦白说："在退休时，没有把单位的信封、信纸和装订器还回去，是严重的公私不分，侵吞国家资产……"

有的病人的自罪妄想会脱离实际，认为自己是罪大恶极的人等等，在这种自罪妄想的基础上，病人会产生严重的自伤、自杀行为，要用自杀来解脱；有的病人会拒绝饮食（绝食）；有的病人会到公安局去自首等。

较轻的自罪想法，可以在亲人的劝说下，承认自己想多了，愿意听从和接受别人的宽慰，所以，给病人以劝解、安慰是十分重要的，会使病人放弃自杀的念头。

（2）疑病与疑病妄想：

老年抑郁症的病人由于有身体各种不舒服的症状，对这些症状的担心以及痛苦的基础上，自然就想到，一定是得了某种疾病，因此，去医院进行各项检查，希望明确诊断，到底得了什么病。有时认为食欲下降、腹胀等症状是得了消化科的病，可是胃镜否定得了什么病；认为是心脏病的，经过检查也否定了，反正，查不出什么病，在此情况下，抑郁症的老人，仍旧认为一定是有病没查出来，更加重了担心，如果仅仅是担心，就是一种疑病，顾名思义，就是怀疑自己有病，但并不坚信。

如果不能听从解释，不相信医生做出的各种检查结果，坚信自己得了不治之症，甚至认为身体内部已经腐烂等等。这就是疑病妄想，达到这种严重程度的较为少见。

(3) 其他妄想：

少数病人会产生贫穷妄想，认为自己成了身无分文的穷人，一贫如洗了；还有少数病人认为自己受到了迫害（被害妄想），有人在监视自己、跟踪自己，吃的食物和水中有人会下毒来害自己，因为自己是罪大恶极的人，这种迫害和监视，也是理所当然的，但也有的病人对于别人“迫害”自己表示出愤怒，甚至要去告别人等等。

行为方面的症状：

(1) 表情：抑郁症病人的表情是悲伤的，软弱无力，无精打采，抑郁，严重的病人会黯然落泪，掩面哭泣，在家里会无言落泪，卧床时，脸朝墙，痛苦地闭目等等。

许多病人，特别是老人会动作缓慢、笨拙、少语、少动、不与人接触。少数老人在与人接触时，表现出苦笑的不自然的表情，或者表情僵硬、冷淡。

(2) 行为：抑郁症轻时，懒得活动，强迫自己干平时干的事情，但是动作慢，十分勉强，尽量简单。严重时就只得什么都不干，卧床不动，甚至懒得洗漱，衣冠不整，不整理房间。连吃饭都成了负担。因为饮食减少，变得消瘦，瘦弱无力，严重时脱水（有生命危险!）。

人是社会中的成员，人人都要与其他人接近，进行社会交往，在社会中进行工作、学习，得了抑郁症之后，由于情绪低落，对生活失去了积极性、主动性。轻症时学习或工作没有积极性，变得懒散、迟到早退，不完成任务、变得退缩不前。严重时，放弃工作或学习，不愿出门，不愿见人，主动回避与人交往。有时还会表现心烦、怕乱、怕声音，连孙子来看他，也没心思理睬等等。有时还会因为心烦，为一点小事发脾气，变得暴躁、不安，对人情感冷漠等等。

由于情绪抑郁，自信心下降，认为自己成了没有价值的人，无用的废物，活着是个浪费粮食的人等等而产生自伤、自杀的念头。严重时，自杀的念头反复出现，所以，会发生自杀行为，病人有时会向亲友谈出自己想结束生命的想法，有的亲人听了之后不当一回事，以为也就是说说而已。切记：只要说出来了，就是想到了，而且，常常是想了不止一次、两次！这是个自杀行为的严重的信号！千万要加以劝慰，更要加以防范！（防范的方法以后加以介绍）有的病人不愿谈及自杀，但悄悄地问什么方法死不痛苦，这时也要严加防范。住院的抑郁症老人会提出会见亲人，会表现出伪装的病情好转，会流露出苦笑的笑容，要求出院，以便回家去自杀，这些都是很容易使医务人员上当的，因此，必须多加注意，密切观察病情。

我把附加症状分成上述三大症状，但这些附加症状是互相密切相关和互相影响的，在观察和询问这些症状时，可以联系起来；在诊断抑郁症时，这些附加症状十分重要；在治疗上，在护理上了解这些附加症状更是非常重要。

1.8 抑郁症的“三高”、“三低”特点是什么？

抑郁症的三高特点是：高患病率、高复发率和高死亡率。

抑郁症的三低特点是：低识别率、低治疗率和低治愈率。

下面简单介绍一下“三高”的特点：

(1) 高患病率：

据世界卫生组织的报道：全世界 50 亿人口中有 1.5 亿人有情感障碍。

据澳大利亚（1995）的报道：抑郁症患病率 13.2‰；韩国报道：31‰～55‰；香港报道：24‰～52‰；台湾报道：重性抑郁症终生患病率为 1.5%；我国推测抑郁性障碍的患病率为 1.3%～1.5%。

如果按美国 DSM-Ⅳ的定义确立的情感障碍的终生患病率，重性抑郁症女性 10%～25%，男性 5%～12%。

由于进行流行学调查的方法，各有不同，得出来的患病率也相差很大。例如，从老年抑郁症的患病率来看：北京应用 GDS 方法，从 1593 名老人中得出老年抑郁症的患病率是 1.57%（1999 年）；同样的，北京在 1997 年应用 CES-D 方法，得出的抑郁症状（不是单纯的抑郁症）患病率达到 12.9%，可见差别之大，一般认为老年抑郁症采用 CES-D 或 SDS 评估方法得到的抑郁症状，约为 6.8%～12.9%。

由此可见，抑郁症，特别是老年抑郁症和抑郁症状的患病率是很高的，是十分常见的情感障碍。

（2）高复发率：

抑郁症又叫抑郁发作，发作的意思就是一次一次的反复发作，所以反复发作是特点之一。

在抗抑郁药物出现之前，复发率高达 75%～80%，有 1/3 的病人在第一年就发生复发。对于抑郁症来说，治疗开始早，获得痊愈之后，能坚持吃药巩固治疗，预防复发的病人不仅病程缩短，复发率也明显下降。

一般认为，抑郁症不复发的仅有 22%，复发一次的占 31%，复发两次 20%，复发三次 8%，复发四次的占 19%。

对于老年抑郁症的复发率报道不一，据 Cran 等人 2000 年（Cran et al，Chinese Elder med J）对 72 例老年抑郁症随访 6～7 年的报道指出：78%复燃或复发（55%在 1 年之内）；53%再入院；25%自杀；8%慢性化，可见抑郁症是复发率高的疾病。由于该病复发率高，特别是老年抑郁病复发率高，值得病人、医务人员和病人家属以及病人的照料者等有关人员加以重视和密切注意。

（3）高死亡率：

抑郁症的主要症状是情绪低落，病人对生活丧失乐趣，丧失生活下去的愿望，严重时常常采取自杀手段结束生命。

自杀的原因是多种多样的，但抑郁症的自杀风险应该认为是第一位的，据报道，抑郁症病人的自杀风险比一般人群高30倍。

在抑郁症病人反复发作的一生之中，约有15%的病人自杀（指的是自杀成功率，而不包括有自杀念头，也不包括自杀过，已被抢救过来的自杀未遂者）。

另外，特别值得指出的是：老年抑郁症的自杀率比青壮年抑郁症要高得多，自杀成功率也高，如上面报道约为25%。除了自杀死亡者之外，老年人在患抑郁症的同时，常常会使其他的躯体疾病发病或者恶化、严重，导致死亡者不少见。例如抑郁症与心脏病、脑血管病与糖尿病共病时，也会因为这些疾病的加重，引起死亡率增高。而且，老年抑郁症病人由于用药治疗的过程中，因为药物的不良反应也可以引起死亡率增加，这些与抑郁症有关的，间接的死亡率增加也是不可忽视的问题。所以，抑郁症有较高的自杀倾向造成死亡率高，也有间接因素造成死亡率增加，因而成为一种高死亡率的疾病。

有报道指出：以抑郁症的死亡率与非抑郁症死亡率加以比较：抑郁症者存活率为27%，自杀8%，因疾病（其他疾病）死亡65%；而对照组（无抑郁症）存活66%，自杀0%，因疾病死亡34%，可见抑郁症病人的死亡率明显高于其他疾病。

“三低”的特点有：

(1) 低识别率：

所谓识别率是指对抑郁症的认识、诊断的几率。

抑郁症是一种情感障碍，是人的心理活动、精神活动的障碍，不像人的身体其他的疾病那样，在诊断疾病的时候，有许多种检查方法，有客观指标。例如，诊断高血压病，除了头昏、头胀等症状之外，用血压表测高血压，按规定：血压持续升高，或者不在同一天内，测 3 次以上，血压的收缩压超过 160mmHg，舒张压超过 95mmHg，就可以诊断高血压病。目前也有认为收缩压超过 140mmHg，舒张压超过 90mmHg 就可诊断高血压病的，总之，只要用血压表测出来血压高于正常值，就一目了然，诊断可以确定。当然，也有比较复杂的疾病，诊断比较困难的，但是现代医学诊断方法在不断的进步，X 线检查、核医学方法、内镜等等，许多先进的方法可以辅助诊断，甚至在外科还可以剖腹探查，以便明确诊断……但是，人的心理活动，用什么方法来加以诊断呢？

抑郁症就是以情绪低落为主要表现症状的心理疾病，在临床上，除了听病人诉说他心情不愉快，有时可以进行一些心理测查的方法，也只是证实一下他有情绪的低落，顶多还能评估出情绪低落的程度，如此而已，什么先进的头 CT、核磁共振等等方法全无诊断价值，因此，在临床上识别率、诊断率极低。

对于老年抑郁症来说，许多老年病人对于抑郁的体验不深，常常向医生谈出的都是身体不舒服的各种症状，如食欲下降、体重下降、失眠、各个部位的疼痛等等，当然，医生就会针对老人提出的各种症状，进行相应的各种检查，所得到的均是正常结果。这种情况下，对于各科医生来说，要判断这就是老年抑郁症，说实话，真是太为难了。

据世界卫生组织调查15个国家和地区，心理障碍患病率24%，全科医师平均识别率仅仅是48.9%，还不足一半。而根据上海576例的统计，心理障碍在内科门诊的患病率是9.7%，重性抑郁占4%，而内科医师的识别率为15.9%，比其他国家和地区的识别率还低得多。

由此可见，抑郁症，特别是老年抑郁症的识别率、诊断率之低是很明显的。

(2) 低治疗率：

低治疗率与低识别、诊断率是相一致的，连诊断都不能确立，如何谈得上进行治疗呢！

许多抑郁症，特别是老年抑郁症，以及与焦虑共病的病人，常常会到各大医院进行许多重复的各项检查，老年人常常有许多身体的疾病，医生们自然的认为就是这些疾病引起的各种症状，会把治疗的重点应用到这些疾病上去，造成长期的、不能及时的对抑郁症状加以治疗。

近年来，在医学界已经明显地对抑郁症的症状和诊断提高了识别和诊断能力。有许多医院里，内科、神经内科等科医生也开始对抑郁症进行治疗了。但是，病人，特别是老年抑郁症病人本人却拒不承认自己得了抑郁症，当他们得知自己得了抑郁症时，会很生气，认为医生否认了他的身体不舒服，不体会他的病有多么难受，反而说他是“心理病”，认为“心理病”就是思想问题。因此，有的病人会再去找其他医生进行检查，治疗自己的身体病……

老年病人常常在服药之后，会在出现治疗效果之前，产生许多药物的不良反应，这样，又给老年病人增添了许多痛苦，因此，有很多老年抑郁症病人会因为药物不良反应而停药，中断治疗。

总之，一方面难以确定抑郁症的诊断，难以开始进行治疗；另一方面病人不能理解疾病的性质，难以接受治疗，而且，一部分病人在进行治疗之后，还会因为对治疗药物引起的不良反应无法适应，而中断治疗。因此，抑郁症的治疗率很低，而能进行系统的，坚持进行全程治疗的就更加少之又少。

（3）低治愈率：

过去精神科医生普遍认为：躁狂症和抑郁症是种反复发作的疾病，但是在发作（发病）的间歇期是正常的，认为对社会功能没有什么损害，因此，一直抱着乐观的态度。

近年来许多医生又看到了，在开始治疗的前几个月中，多数病人好转，累积缓解率上升得很快，特别是许多新药的应用，获得了急性期治疗的效果，从临床上看约有半数的病人会在半年中获得缓解。虽然有的病人会出现好好坏坏，波动性好转，但到 2 年左右，约有 3/4 的病人得到缓解。

但是我们不能不注意到1/4的病人，会持续病程，得不到缓解，成为慢性抑郁。

抑郁症，特别是老年抑郁症病人的躯体症状常常好得慢，常会成为残留症状，留下一个尾巴，这个症状使病人感到沮丧、痛苦、担心，怕病好不了，成为以后复发的“引子”。

抑郁症的慢性化，指的是发作的病程超过2年还不能缓解，而慢性化的原因也是多方面的，例如治疗较晚、疗效差、残留症状，心理社会因素不利，支持系统差，因经济等原因不能坚持治疗，以及过去有过发作史，有家庭的遗传因素等等。对于老年抑郁症来说，与躯体疾病共病，如有心、脑血管病、糖尿病、帕金森病、肿瘤等等都是极为不利的因素。

总之，及早进行诊断，及时进行系统的全程治疗，是提高治愈率、预防复发的重要条件。

1.9 什么是抑郁症转躁狂？

前面在情感障碍一题中介绍过情感高涨的概念，躁狂症或者叫躁狂发作的主要临床表现就是情感高涨。

一般常把躁狂发作的症状叫三高。即情感高涨、思维活动增高、意志行为活动增强。

躁狂发作的具体表现是：

在一段时间之内，心境异常高涨，精力旺盛，易激惹（为一点小事发脾气）、持续时间至少1周。

在这段时间里，主要的症状有：

(1) 自我评价过高。常常夸夸其谈，夸耀自己的才能，甚至夸大自己的身份、地位，但并不过分离奇。

(2) 睡眠需求量减少，自认为精力过盛，只需睡3～4小时就足够了，睡得少并没有失眠的痛苦。

(3) 话多：说话比平时明显增多，严重时滔滔不绝，甚至声音嘶哑还说个不停，语速快而声高。

讲话时眉飞色舞，表情丰富而夸张，喜悦之情溢于言表，甚至手舞足蹈。

(4) 思维活动过多：自觉脑子灵活，脑中的词汇如大河决堤，又如奔驰之骏马称为思维奔驰，有时因为思维过快，说话的内容会出现前言不搭后语、令人费解的现象，令病人进行解释时，病人也可把中间跳过的地方给“补”出来，就可以理解了。

(5) 活动过多，虽然许多活动是有目的性的，如社交、工作、学习等等，但常常会出现虎头蛇尾，一件事未干完又去干另一件事，有时注意力很易被其他事情，甚至是不重要的事情所吸引。有的病人会出现追逐异性的活动，过分的打扮自己等等。

(6) 过多地参加一些只图一时之快的活动，而不考虑很可能会带来的损失或痛苦，例如乱买不需要的东西，把东西随便送人，或进行不明智的投资或轻率的性行为等等。

如果上述的症状较轻，虽然别人可以观察到他的异常，与平日的不同以及在社会功能上的改变，而病人自己都还体会不到自己有什么大的改变，也未能引起严重的改变以及工作等社会功能的明显损害，也不会因为干扰他人或社会而必须住院。这时应该诊断为：轻躁狂状态。

如果上述症状严重，明显地影响了他的职业功能和社会功能，甚至家庭无法照料他，为了防止对他本人带来的伤害以及对他人的干扰等情况，必须采取住院治疗时，应该明确诊断为躁狂状态。

躁狂和抑郁都是情感障碍的表现。而躁狂发作（或者称躁狂症）和抑郁发作（又称抑郁症）是情感障碍的正好相反的两种临床相，所以又称躁狂相和抑郁相。过去把这种精神疾病称躁狂抑郁性精神病。现在称情感（心境）障碍，这两种临床症状（临床相），可以各自发生，如只有躁狂发作的称单相躁狂，只有抑郁发作的称单相抑郁。也有少数病人这两种临床相交替出现、交替发作，称双相发作。这种交替之间时间不等，有的病人间隔时间很长，几个月、几年到数年不等，甚至会不记得有过躁狂（特别是轻躁狂发作）发作的病史，仅仅对抑郁的痛苦体验较深刻。

不仅有双相情感障碍的两种临床相交替发作，还可以发生混合性发作的形式。混合性发作的诊断标准是：

（1）发作以轻躁狂、躁狂和抑郁症状的混合或迅速交替（即在数小时内）为特点；

（2）在至少两周发作期内，躁狂和抑郁两种症状在多数时间都必须突出；

（3）过去有过，至少有过一次躁狂、轻躁狂或混合性情感发作。

关于双相情感障碍，近年来的研究很多。特别是关于通过对抗抑郁治疗时，抑郁症好转之后，会发生突然地、或者逐渐地转变为躁狂相的问题，叫抑郁症转为躁狂症，简称为“转躁”；反之，从躁狂相也可以转变为抑郁相，简称为“转郁”。其实，这两种转变，在临床诊治中，都是经常会碰到的。可以这样理解，如果在治疗抑郁症的过程中，无论用的是什么药物治疗，一旦转变为躁狂症，就可排除单相抑郁症的诊断，应该诊断为“双相情感障碍”。我认为这是临床相的诊断问题，与药物关系不大，更与是否医生加药、减药、换药的快慢等等无关。一旦出现“转躁”的现象，治疗方案必须加以相应的改变（应用情感稳定剂）！

反之，在治疗躁狂相时，也可以“转郁”，那么，也就应该把单相躁狂改为双相情感障碍。在治疗上加用抗抑郁剂，此时千万要注意严防自杀！

我记得一个很英俊的小伙子，在父母的陪伴下，从进诊室起就滔滔不绝地介绍自己是如何能干……一看就是个躁狂发作的病人，因为是首次发作，家长对这种疾病并不了解，我特地把他父亲留下来，叮嘱他注意转变成抑郁发作的可能性，而且千万要防止发生自杀行为。并告诉他：躁狂发作是对别人的干扰为主，病人自己又高兴又得意，如果不严重的话，不可怕，可怕的是抑郁发作，不干扰别人了，病人自己痛苦。特别是从躁狂转成抑郁时，他的情绪就如同从天堂一下掉到了地狱一样，会突然发生忍不住的自杀行为，千万注意！过了不久，其父在门诊特地感谢我的叮嘱。事实就是如此，他父亲因为注意了这个问题，防止了儿子的自杀行为。这个病人的诊断就是双相情感障碍。

那么从抑郁发作“转躁”时，病人自觉“病好了”，心情好、十分高兴。“病好得彻底……”一般来说，抑郁症的症状缓解时，比较缓慢。症状缓解比较快的，病人也常常会有怕再犯病等等顾虑。如果病人突然觉得自己全好了，千万要加以注意，很可能是“转躁”了，仔细观察会发现：病人比平常日子爱说话，爱开玩笑，活动多、爱管闲事，爱挑别人的毛病等等，这是轻躁狂。此时，赶紧进行抗躁狂治疗，加用情感稳定剂，否则躁狂症状加重，将会带来严重后果！同样地，这与使用的是什么抗抑郁药，是否减药太快，是否与刚换了什么药等等并没有太大关系，关键是：他的诊断应该改变单相抑郁症的诊断，诊断为“双相情感障碍”。

总之，情感障碍有两种临床相，一个是躁狂，另一个是抑郁。这两者可以单独存在（一生之中，只有一个临床相的反复发作），也可以发生两种临床相的交替发作，叫双相。在双相障碍中，这两种临床相可以交替的间隔时间很长，也可以短时间的转化，即“转躁”或“转郁”，或者快速互相转化，有的还可以发生混合状态，即在过去有过躁狂或轻躁狂，此次有躁狂及抑郁症状同样突出，在两周内混合存在或者在几小时之内迅速交替发作。

值得指出的是：混合状态及快速交替发作的双相情感障碍的治疗是极其困难的！而且在诊断上也极为困难。

1.10 抑郁症的病因是什么?

抑郁症是个多种病因的疾病，没有一个明确的病因，是一系列相互重叠的易感因素，以不同的作用方式，不同的强度贯穿于个体的一生之中，在某种刺激的作用下，发生一系列中介性变化，如认知功能改变，神经生化、内分泌以及其他系统病理学改变，导致发生各种形式的临床症状和综合征。

易感因素有：

(1) 遗传因素：在情感障碍中，遗传学因素具有重要的作用。

从家系调查中证实：双相情感障碍病人的一级亲属中双相情感障碍的发病率比正常人的一级亲属的发病率高 8～18 倍；抑郁症病人的一级亲属中双相情感障碍发生率较正常人的一级亲属的发病率高 1.5～2.5 倍，而两者的一级亲属中抑郁症发病率前者较后者高 2～3 倍※，这种差距随血缘关系的疏远而缩小。

双相情感障碍的遗传度比较高。

从双生子调查中也证实：一般均认同的是：单卵双生子比双卵双生子的遗传因素更高。调查发现：单卵双生子之间的双相情感障碍同病率为 33%～90%；重性抑郁症同病率为 50%。而双卵双生子之间的双相情感障碍的同病率为5%～25%；重性抑郁症的同病率为10%～25%※。这些数字差别之大，是因为研究方法不同所引起的，但是一致的结论是：单卵双生子的同病率显然高于双卵双生子，证明遗传因素的重要性。

对寄养子的研究中证实了环境因素在发病的因素中不如遗传因素更加直接和重要。

(2) 心理社会因素：

抑郁症并不像某些遗传疾病，如血友病那样直接地遗传（子代中男性为显性遗传，女性为隐性遗传）。而抑郁症是在遗传因素的基础上，加上环境因素的诱发，才可能导致发生疾病。因此环境因素也是不容忽视的。

一般认为，环境因素，可以在发病前有时已经存在，如进行的抑郁症病人与正常人关于对生活事件量表进行的回顾性调查证实，病人组在病前6个月中经历了更多的难以接受的生活事件，可以认为它与抑郁症的发病有一定的关系。也有研究证实，在抑郁症治疗过程中发生的恶性生活事件可使抑郁症状复燃，复发及慢性化。

另外，早年（童年）时期具有亲子关系破裂，特别是由于家庭不和所造成的亲子分离，以及早期父母抚养类型对儿童早期发育的影响，都与成年期的精神症状及抑郁症的发病有关。

(3) 性格及家庭因素：

人的性格与疾病（包括与抑郁症）之间的关系非常复杂。

迄今为止，还没有人判定哪种性格（人格）与抑郁症的发病有特殊关系。但是从家庭、婚姻、亲友关系以及社会支持系统等方面来看，抑郁症病人在这些方面均有一定的缺陷。例如有的研究证明：社会支持与抑郁症之间有一定的联系，缺乏与亲友之间的一定数量及质量的联系会诱发抑郁症。而且具有明显的社会支持会使病人认识到自己被关怀，被爱，具有自信心，自尊和价值感，会使抑郁症状获得缓解。

在上述易感因素的基础上，一系列的中介性变化也是很重要的。

中介性变化主要的一些假说，简述如下：

(1) 生化学方面：

有关单胺类假说：认为“某些抑郁症的发生与儿茶酚胺，尤其是NE（去甲肾上腺素）在重要脑区的绝对或相对缺乏有关，而躁狂则与儿茶酚胺过多有关”（Schilakraut JJ 1965）※。Prange A等根据有关NE和5-HT（5-羟色胺）系统的研究提出综合这两种递质系统的假说，认为5-HT系统的低下为NE功能改变所致的情感障碍提供了基础。在5-HT功能低下的基础上，NE功能低下出现抑郁，而NE功能亢进则表现为躁狂。

之后在对抗抑郁药物，特别是对选择性5-HT再摄取抑制剂的研究中，使得5-HT递质系统与抑郁症发病的关系越来越受到关注，在以对NE系统具有强烈选择性的药物，如地昔帕明治疗有效的研究中，也提示NE系统在抑郁症的发生上有着不可忽视的作用。当前在此基础上研制的具有 NE 和 5-HT 双重作用的文拉法辛（国产的博乐欣和进口的怡诺思）对抑郁症的疗效也说明了与这种受体的功能有关。

有关多巴胺的假说：有研究者认为：抑郁症病人存在中脑边缘系统 DA（多巴胺）的功能失调，也有人认为抑郁症病人可能存在多巴胺 D_1 受体功能低下……

总之，假说还有很多，如氨基酸，肽类以及第二信使系统等等生物化学方面的假说。所谓假说，就是都没有形成定论，仅供大家参考。

（2）神经内分泌方面：

抑郁症病人经常出现的躯体症状中，如失眠，食欲下降，性欲减退等现象，引起了人们对抑郁症病人下丘脑功能的注意，和对甲状腺功能异常以及柯兴氏病产生抑郁症状等方面的研究。认为某些特定的神经内分泌功能改变有可能是情感障碍的病因。

在对下丘脑—垂体—肾上腺（HPA）轴的研究中，认为促肾上腺皮质激素释放激素（CRH）在脑内的增高可能是焦虑、抑郁及焦虑症、抑郁症发生的基础。因此，在临床上，进行地塞米松抑制试验（DST）来作为对抑郁症的辅助诊断的实验室检查手段。据周东丰等的报道：双相情感障碍 DST 阳性率为 52%，更年期抑郁症阳性率为 67%※。近年来有人研究，DST 试验在评价病人是否复发，以及指导维持治疗方面也有临床价值，指出：如果抑郁症状好转，同时 DST 转阴性，其复发的可能性较少；反之，如果抑郁症状好转，但DST持续阳性，其复发的可能性较大。需要继续较长期的维持治疗。

其他，如下丘脑－垂体－甲状腺（HPT）轴及其他激素分泌的改变等也有许多研究和假说，不多加以介绍。

（3）神经病理学方面：

近年来对各种神经系统疾病常可伴发抑郁症状群的问题，进行了较为系统的研究，例如脑血管意外伴发抑郁的研究，目前研究发现：右侧大脑病灶继发的情感障碍以躁狂多见，而颞叶病灶常常伴发抑郁，因此，认为颞叶与抑郁有关。

另外，对老年抑郁症的研究中，认为晚发性抑郁症病人头颅CT扫描中有脑室扩大的趋势，而且，脑室显著扩大的抑郁症老人在随访时发现其死亡率较高。在MRI以及SPET等新技术的检查中，也发现重症抑郁症病人在前额叶、颞叶以及边缘区域可能有功能异常，因此，认为在老年病人中，器质性改变在发病及预后等方面具有一定的作用。

总之，直至目前对抑郁症的确切病因尚不十分明确，可以认为是多病因的重叠作用。近年来对抗抑郁药的研究中，针对其公认的关于生物胺的假说研制的许多抗抑郁药的疗效进一步证明了这些致病因素的重要性。

※　以上数字引自：沈渔邨主编．精神病学．第4版，人民卫生出版社出版，2001，428～433

1.11 居丧反应与抑郁症有什么关系?

关于居丧的定义：一般人都是以狭窄的限定范围来理解的，认为居丧就是丧偶，其实不然。广义的来说，人类丧失亲人后，产生悲恸的情感反应叫居丧反应，居丧就是亲人去世之后处于一种丧失感的状态。

丧偶、丧子女、丧父母，只要是自己的亲人去世都会产生丧失感，都是居丧反应。

对于老人来说，丧偶是老年人常见的不幸的经历，据国外报道：在 65 岁以上的老年人中，50%以上的妇女和 13%的男子丧偶※。老年丧子，或者失去最亲密的朋友都会引起强烈的悲伤，这都是居丧反应。

老年父母的去世，对于青壮年人来说，其所引起的居丧反应可能最轻，故称为喜丧。所以每个居丧的人各自情况不同，年龄不同，居丧的情况也不同，如年轻人，夫妻感情深笃，加上孩子需要抚养；如果死者是家中的精神上和经济上的一家之主，居丧者对之非常依赖的话；如果死者的故世突然，丝毫没有心理准备的意外丧生的话（如车祸……）；如果居丧者的性格具有神经质的倾向的话，那么此时的居丧反应就非常强烈。反之，如果丧偶的夫妻已经七、八十岁以上，死者慢性疾病，已被照料了几年，子女均已长大成人，而且十分孝顺，可以担负起照料父母的责任，那么居丧的老人的悲哀就会相对较轻。

记得五年前我丈夫刚刚去世一个多月的时候，我在门诊接诊了一位大约比我大几岁的老大姐，一进诊室就哭诉失去老伴的痛苦，痛不欲生……说没有人能理解……觉得自己活着没有意义了，没有人需要自己了……我把自己丈夫去世的事情告诉她，对她说：夫妻不可能“同年同月生，同年同月死”，丧偶是必然要面临的困境，无论是谁，遇到之时都是非常痛苦的、悲伤的，如同天塌下来一样，但是也都要支撑着度过这艰难的日子。虽然你退休没有工作，不能在工作中逐渐把痛苦抛开，但是你的生存的作用比丈夫去世之前更加重要了，你是一家人的核心，没有你的存在，你们家就四分五裂不存在了，有你在，子女都要带着他们的孩子回“家”，这是他们的大家，如果没有你了，就只有他们的小家了，你的家，他们的“大家”就消失了……看看，你生存的作用是多么重要……我们两人同病相怜，流着泪，述说着各自的丧偶之痛。老大姐的心情舒展开了，她说：老头子去世3个多月了，一直有不想活的念头，今天听君一席话，也要坚强地活下去……

当我得知，这位老大姐是我们医院的同事介绍来找我看门诊的，下午，我专门去找她们“打架”，说她们还嫌我不够痛苦，给我雪上加霜，让我和这位老大姐痛哭了一场，她们赶忙道歉，说：当时没想您也刚刚丈夫去世的事……

应该认为居丧反应是一种正常的悲伤情感，并不是抑郁症。但是从情绪上看，悲伤情绪是情绪抑郁、低落的内容之一，并没有本质的区别，如果说抑郁症的情绪低落在时间的界限上定为两周的话，居丧反应的悲哀情绪远远超过了两周的期间。而且把抑郁症的诊断标准加以一一对比的话，对丧偶的老年人来说，大约50%以上都可以对上号。据调查，在一个月内，易哭（89%），睡眠障碍（76%），心境抑郁（75%），食欲缺乏（51%），疲乏无力（44%）等等，所以，抑郁症的核心症状：情绪低落，兴趣缺乏，无乐趣，高兴不起来，疲乏无力等症状都存在；抑郁症的附加症状：自信心下降，自责，内疚，丧偶老人经常责备自己过去没照顾好老伴，对不起老伴……失眠，食欲下降，消瘦，思维变得迟钝，除了思念过去的老伴，回忆和老伴在一起的生活之外，对其他事情想不起来，有时会显得呆滞，也常常伴有焦虑不安情绪，易发脾气，或者抱怨别人，少数还会出现片断的幻觉，如听到去世的老伴的声音、错把街上的人看成是老伴，好像老伴并没有去世等。

如果把老伴的去世作为一个强烈的精神创伤，把这些症状作为抑郁症的症状，时间也超过两周，诊断为继发性抑郁症，应该认为是正确的。而且，治疗方法也是一样的，但是从精神病学对精神疾病分类与诊断的观点上，仍不直接把居丧反应说成是抑郁症。按DSM-Ⅳ（美国诊断标准）标准建议：在居丧反应的最初2个月内，如果没有明显的社会功能损害和无价值感，自杀观念，精神病性症状和运动迟滞等严重症状，就不能诊断为抑郁发作。

在现实生活中，一部分居丧反应的确会发展成抑郁症，有的学者将其称为复合性居丧反应。这种反应表现的症状是：悲恸的时间延长，也可以出现持续的、过分的、坚持认为死者是极其完美的形象的固执观念。甚至会否认死者的去世，或者会出现一些异常行为，过分责怪、埋怨别人，无法正常地恢复社会功能等等。

这种复合性居丧反应甚至持续数月～1年，1年后逐渐恢复，接受了居丧的事实，回忆死者时，虽然仍会有悲伤，但不十分的强烈，除非在特殊的纪念日，如清明节、中秋节或其他特殊日子，会建立新的生活模式，开始新生活。

也有部分居丧者，特别是老人在丧偶之后，躯体疾病恶化，躯体疾病伴发的焦虑抑郁共病的产生，使得老人也“随着老伴走了”的现象很多见。据调查，丧偶的老人死亡率明显高于有配偶的老人，上海的一项调查中指出：对24～64岁的人群进行的调查，丧偶人群总标化死亡率为880/10万人口，是有配偶人群死亡率的3.2倍。据调查，丧偶的男性老人在来年内的死亡率比有配偶的老人增加40%。当然，绝大多数都是躯体疾病恶化而死亡的，但是不能不注意到丧偶的精神创伤带来的巨大影响。

所以，无论是丧偶，还是丧子等等居丧反应，不能较快地恢复正常生活时，应该一方面改换环境，给予心理疏导之外，要想到可以加以药物治疗，方法与治疗抑郁症是一样的，如果伴有焦虑者，可加用抗焦虑药。如果有片断的幻觉等症状，不必过分担心，也不必应用抗精神病药（严重者除外），只用一些苯二氮䓬类药物加强睡眠即可（注意：少量、间断服用，不可也不必长期应用）。

※　此数字引自：吕永良等著．老年抑郁症的诊断和治疗进展．精神相关疾病论坛．2004．（1），7

2 焦虑、焦虑抑郁共病

2.1 什么是焦虑?

焦虑是人的一种情绪状态，这种情绪有明显的主观性，是一种主观体验到的害怕、紧张的情绪。严重时可伴有濒死感的可怕体验。这种紧张不安的情绪常常预感到未来即将发生的某种危险、不利、受到威胁，而这种危险或不利事件，常常认为是自己无能为力，无法应付的，因此，是一种极为不愉快的情绪。

焦虑情绪在平常人中是普遍存在的。可以说每个人都体验过程度不同的焦虑情绪，例如学生在考试前，考大学时在考场外面等待的家长们，在机场接亲人时，听到飞机误点时，病人生病在接受医生的诊断之前，生病住院后诊断不明，手术前等等，都会产生焦虑情绪。所以，焦虑是普遍存在的，是人们司空见惯的，不以为然的情绪。

焦虑情绪对于人来说，是具有保护性意义的，焦虑情绪是在一些危害来临前，有利于人积极地去进行预防不利事件产生，是采取各种预防措施的动力，因此，在不利的情况下，危害来临前，由于发生焦虑情绪，就会做出积极地安排，对人具有明显的保护作用，因此，这种情绪对人是有益处的，是一种对生存能力的适应性。

由于人的性格差别很大，有的人易紧张，胆小，对不利的事情敏感，这类人就容易焦虑不安，反之，有的人开朗，豁达，遇事不慌，从容镇定，就不容易发生焦虑情绪，所以，焦虑的个体差异很大。

正常人的焦虑是在外界可能发生或即将发生不利事件之前发生的，也就是说是有明确的原因的。如面临战争的威胁时，会发生明显的焦虑情绪。

正常人的焦虑一般为时较短，特别值得提出的是，当不利事件过去了或消失之后，焦虑也自然缓解了，如考试前紧张，考完了就过去了，如对疾病，对手术的紧张，一旦疾病明确诊断不是大病，手术顺利结束之后，焦虑紧张会立即好转。所以，人们常常在焦虑的当时，虽然会多少影响一些学习、工作或生活，但持续时间短，影响也不大。当然，就针对考试易紧张的人来说，反而会更加倍地努力学习，焦虑也就成了学习的动力，那么，焦虑更不会带给人过多的痛苦或者无法忍受。

如果使人产生焦虑的不利事件，如严重的躯体疾病，像脑血管病、癌症等疾病，不会很快解决，那么焦虑的症状也就会较长时间地持续存在，我们常常把这种焦虑叫躯体疾病所致的（引起的）焦虑反应。

有的躯体疾病本身的临床症状可同时存在焦虑症状，如甲状腺功能亢进。有些器质性脑病等病人，并不是把疾病看成严重的问题（心理因素——紧张，害怕），也会有焦虑，例如痴呆早期，病人并没有对痴呆的诊断有害怕的心情，却同时也有焦虑症状。

总之，焦虑作为一种情绪状态，十分常见，有的原因明确，有的难以确定原因。焦虑的个体差异很大，年龄差异也很大，老年人很容易产生焦虑、紧张，所以才有“初生牛犊不怕虎”之说。

2.2 什么是焦虑症？

与正常人的焦虑不同，焦虑症是一种心理障碍，属于一种病态，是以持久的焦虑情绪为临床表现的常见的情感障碍。

过去把焦虑症归属在神经症（又称为神经官能症）之中，近年来的国际上对神经症的争议很多，在国际精神疾病分类及诊断标准中保留了神经症的名词(ICD-10)，并把这类疾病分成两个部分，即恐怖性焦虑障碍，包括广场恐怖、社交恐怖及特殊的恐怖症；另一部分是其他焦虑障碍，包括焦虑障碍、惊恐障碍、广泛性焦虑症、混合性焦虑抑郁障碍、其他混合性焦虑障碍……美国的精神疾病分类与诊断标准(DSM-Ⅳ）中，对焦虑障碍的分类中，包括焦虑障碍、广泛性焦虑障碍、惊恐障碍、强迫障碍、社交恐怖症、广场恐怖症、特殊恐怖症、创伤后应激障碍、急性应激障碍、躯体疾病所致焦虑障碍、物质所致焦虑障碍等等。我国的精神障碍分类与诊断标准第三版(CCMD-3）中，保留了神经症的诊断。在这一类疾病分类中，包括恐怖症、场所恐怖症、社交恐怖症（又称社交焦虑症）、特定的恐怖症、焦虑症、惊恐障碍、广泛性焦虑、强迫症，还包括躯体形式障碍及神经衰弱等。

焦虑症尽管分类各异，但焦虑症的症状却大同小异，主要的特点是：广泛而持久的焦虑情绪，表现为持续的紧张不安。惊恐障碍是间歇发作的，剧烈的焦虑状态，由于产生的濒死感，病人非常紧张，怕会立即死去，故经常发生症状后，会马上呼叫120或去急诊室求救。然而有的焦虑症病人的求医行为并不强烈，甚至可以持续几年不就医、不看病，而形成慢性焦虑状态。

仅以广泛性焦虑为例，从性别上看，以女性较多，大约为2比1，也有人指出约占2/3。广泛性焦虑常见的人群有：失业者，在婚姻方面境遇不良者，如分居、离婚或丧偶者居多。实际上，有的是由于分居、离异作为焦虑症状的原因，有的却是在焦虑症状的基础上，对方无法忍受病人的病态，不安以及过高要求……才引起分居或者离婚的。

也就是说，对于焦虑症的病人，特别是女性患者来说，其生活的大部分时间，均处在担心或焦虑状态下，这些不现实的，过分的担心，主要内容多数是对工作、家庭（包括父母或孩子）、经济以及疾病等等。尤其是对自己、家人的安全或其他问题的紧张、不安和恐惧。

广泛性焦虑常常在青少年期起病，多数在16～19

岁，少数甚至在11、12岁就会产生焦虑的症状。而老年期常常是发病的高峰期，特别是有躯体慢性病以及经济条件或家庭环境较差的老人中，患病率较高。

焦虑症是一种病态的焦虑情绪，与正常人的焦虑情绪有明显的区别：

①没有客观的危机（危险）存在；

②过分的担忧和不安的内容常针对多种事物；

③有时明知不必要过分担心，却无法控制自己；

④持续时间长，甚至数月到数年；

⑤持续的经常出现无原因的轻重不等的恐惧和不安；

⑥造成明显的社会功能受损（无法正常地从事自己的工作、学习以及日常生活）；

⑦伴有明显的植物神经系统功能紊乱的症状，如，心动过速、出汗、口干、面部发白或发红、尿频、腹泻等等；

⑧伴有运动性不安等症状：如，坐立不安、哆嗦、肌肉紧张、疲乏无力、四肢发僵等。

总之，焦虑症是一种情绪障碍，是一种心理障碍与正常人的焦虑是有区别的。

2.3 焦虑症的诊断标准是什么?

一般认为，在焦虑症的范围内，有其一个疾病谱系列，包括：广泛性焦虑障碍（又称广泛性焦虑症）、惊恐障碍（又称恐怖症）、社交焦虑症（又称社交恐怖症）、强迫症及创伤后应激障碍。上述五种疾病虽属焦虑症的范围，但是各自有不同的特点，表现的临床症状各自不同，诊断、治疗和预后都不一样。

下面仅以广泛性焦虑障碍为例，介绍其诊断标准。诊断标准有多种，下面介绍的是中国精神疾病分类诊断标准（CCMD-Ⅲ），2001年版。

【焦虑症诊断标准】

符合神经症的诊断标准

以持续的原发性焦虑为主，并符合下列两项：

（1）经常或持续的无明确对象和固定内容的恐惧或提心吊胆。

（2）伴自主神经症状或运动不安。

【严重标准】

（1）社会功能受损。

（2）病人难以忍受又无法解脱而感到痛苦。

【排除标准】

排除甲亢、高血压、冠心病等躯体疾病继发性焦虑。

排除兴奋药过量，催眠镇静药或抗焦虑药物的戒断反应。

【焦虑症的临床表现】

心理上：紧张、不安、害怕、心烦；反复叙述躯体的不适感；纠缠、要求过度。

植物系统功能紊乱：心悸、头晕、口干，各种部位不定的疼痛感、出汗。

运动性不安：坐立不安、震颤，徘徊。

以上是焦虑症的我国的诊断标准，从其排除诊断

标准中，明确指出要排除由于各种躯体疾病引起的继发性焦虑，也就是说焦虑症是一种无明确病因的原发性焦虑，与我们平时在综合医院的临床各科中，常见的与躯体疾病密切相关的焦虑状态是不同的。

从诊断标准中指出的焦虑症的临床表现上可以明确看出，焦虑症不仅在心理上有典型的紧张、不安等表现，在躯体上还有许多的不舒服的感觉，如心悸、心慌、头晕、出汗、口干以及身体不定部位的疼痛，如头痛、胸痛、后背痛、腹痛、四肢及关节痛等等。这些身体的症状，令病人更加紧张不安，会怀疑自己得了什么疾病，会到处求治，会纠缠医护人员或家属为他进行检查及治疗，对检查结果是阴性（正常）结果时，会产生怀疑，认为结果不正确，没查出来等等，产生疑病观念，对医生不信任。因此，会反复地跑到各大医院进行检查。这与在各科已经检查出较重的疾病，因为对这些疾病产生的焦虑不安是不同的。

严重的焦虑症，经常会有运动性不安的症状，如坐立不安，坐卧不宁，还会出现双上下肢发抖（震颤），搓手顿足。再严重时出现来回踱步、徘徊等症状。

焦虑症还经常伴有失眠，主要是入睡困难。还会表现为注意力不集中，出现仅关注自己不舒服症状，对别人不关心，甚至过分的要求别人关心和照顾自己。经常为一点小事发脾气，对别人表示不满、抱怨情绪，很难克制自己的情绪，有时过后后悔，但在当时却常常克制不住，易紧张，易激惹等。

总之，焦虑症的特点是：

总认为有什么坏事将会发生、有什么灾难即将降临，不可抗拒，不可预测，担心这些不幸会影响到自己以及亲人。认为这些不幸的事件将会涉及及危害安全、人身健康、工作以及事业等等。

焦虑症状的特点是把不可能的危险当成是可能的，中国的古语说“杞人忧天”就是典型的写照。这些症状是精神方面的，或者叫心理上的症状。常常还伴随有躯体症状及植物神经系统功能紊乱（已在上面介绍）。

焦虑症的诊断特点值得提出的是：焦虑症状的持续性，不是2～3天就会过去的，虽然症状多种多样，但是，慢性、持续时间长是个重要的特点。没有固定的、害怕的明确对象，这一点与恐怖症是不同的。焦虑症的植物神经系统亢进以及躯体症状，运动性不安等表现也是其特点之一。

总之，焦虑症是一种病理性的过分的担忧，与正常人遇到危险境遇时产生焦虑是完全不同的。

2.4 什么是焦虑与抑郁共病？

共病的概念，顾名思义就是在同一个病人身上，在同一时间阶段中，患有两种或两种以上的疾病。也有人叫合病、共患病等，其实都是一样的意思。

这种共病的现象，在临床各科中都是十分常见的：例如，有的老人有高血压病，同时还有冠心病；有的老人高血压病没好，又得了脑血管病；还有的高血压病，高脂血症与糖尿病共病，称代谢综合征，这些例子是十分常见的。这些疾病互相之间有一定联系，这种互相有联系的共病最多见，也有相互间没有什么关联的共病，如肺炎与胆石症等。

在精神疾病中，共病的现象也十分多见，如焦虑症与强迫症共病；强迫症与焦虑症与抑郁症共病；惊恐障碍与抑郁症共病；甚至精神分裂症与抑郁症状共同存在等。

而对于焦虑症状来说（我指的是焦虑症状，并不是广泛性焦虑症！），它的共病现象最为多见。例如，与其他神经症均可以发生共病；在较重的躯体疾病时（包括内、外、妇、五官科等各科疾病的基础上）都可以产生轻、重不等的焦虑状态；当人们受到各种精神刺激时，也会产生轻、重不等的焦虑反应，如听到亲人发生疾病、车祸等灾害时，考试前，或成瘾的物质滥用都可以引起焦虑症状；长期服用镇静安眠药在停药（戒断）时，也会发生焦虑症状。而焦虑与抑郁两种症状共同存在的现象，特别在老年病人中最为常见。

据世界卫生组织（WHO）基层保健研究中指出：焦虑与抑郁共病率≈50％（1996）；据美国NCS研究（1996）指出：抑郁与焦虑的共病率为51.2％。目前认为在重症抑郁之前经常伴发某种轻、重不等的焦虑症状，如63％重症抑郁之前存在社交焦虑症（害怕与人接触，不与人交流，特别是在人多的社交场所，感到紧张、不安）；65％重症抑郁之前存在广泛性焦虑症状（已在上题中介绍）。

焦虑与抑郁共病的临床表现：

主要表现在抑郁症状、焦虑症状和两者共有症状三方面：

（1）抑郁症状的主要症状是情绪低落，忧郁心情；无愉快感，高兴不起来；缺乏兴趣，觉得干什么都没意思，这三大主要症状全包括在内。

（2）焦虑症状中，以紧张不安、恐惧、担心为主；常有运动性不安，如肌肉紧张，搓手顿足，手足无措，坐立不安，震颤等；还常同时有植物神经系统紊乱症状，如心悸、心慌、出汗、口干、身体各部位不固定疼痛等等，这些症状是以焦虑为主的症状。

（3）共有症状：

睡眠障碍：焦虑症状是难以入睡，即开头就紧张，睡不着；而抑郁症状以早醒为主，两者相加时，入睡难，又早醒，中途多次醒来，又难以再睡，因此，病人常说自己："整夜无法入睡……"

忧虑和担心明显加重，经常会哭泣。

胃肠道症状加重，进食无味，有时拒绝进食或食量极少，明显消瘦；有的病人腹胀，腹泻，也有便秘的病人。

慢性疼痛比抑郁症病人明显加重。部位不固定，但有些病人是固定的，如背痛、胸前区闷痛、腹痛、胃部烧灼疼痛，甚至还有串痛、头痛等。

疲乏、无力明显：抑郁症病人疲乏无力，所以多卧床、少动。有时并不说出来。而共病的病人，虽然不像抑郁症病人卧床不起，却把疲乏无力的症状强调得十分严重。

注意力不集中也常常是共病的症状、注意力不集中的病人常同时感觉自己的记忆力也下降，什么都记不住，为此烦恼。

易激惹：人们对这个名词可能不熟悉，这个症状的意思是容易发脾气、发火，常因为一点事，不值得生气的事，就忍不住发火，也就是说，常爱生气，克制力差，容易迁怒于人，所以，常有家属告诉医生：病人脾气变得很坏，一点小事就受不了……

共病另一个重要症状是自杀观念，自杀行为增加：重症抑郁活动少，脑子迟钝，虽有自杀观念，却常常想不出怎么自杀才好；而单有焦虑症状时，常常担心自己病重，怕会死去，属于怕死；但两者共病之后，自杀观念增强。活动多，自杀方法也能想出来。自杀行为变得现实了，常会发生成功的自杀！因此，对于伴有焦虑的抑郁病人，如果听他说出："不如死了算了"之类的话，千万不可不信，这是自杀观念的真实流露，要严加防范，不可掉以轻心，否则会发生意外，不幸的后果。在临床上，这种由于家属听到后不以为然、造成自杀后，家属非常的懊悔者很多见。

2.5　焦虑抑郁共病的人群有哪些?

首先是女性最多见。

女性在社会中担任着多种角色（母亲、妻子、儿媳、照顾其他人的人等等），因此承担着许多心理、社会的压力；妇女还必须面对严重性别歧视，如寻找工作等方面的困境；还要面对工作的疲劳过度，除了工作之外的照料家务的重大压力；还会遭到家庭暴力以及性暴力的严重打击；妇女本身的健康问题，例如，与月经期、妊娠期以及产后的特殊时期的心理和身体的变化，在这些时期可以有经前综合征、妊娠反应，产前和产后焦虑抑郁；在身体疾病方面，妇女也比男性有更为不良的预后（如死亡率）和更高的发病率，如中风的死亡率女性高于男性，在患心脏病后1个月死亡的人中，妇女占49%，而男性为31%；由于社会文化等因素，妇女的心理状态处于普遍的情感脆弱、不稳定、易紧张、易伤感的状态中。因此，在焦虑症、抑郁症以及焦虑抑郁共病中女性都是最多的人群。

焦虑与抑郁共病可以认为是一种不典型的抑郁状态的表现，过去典型的抑郁症的症状称“三低”，即情绪低、思维低（迟缓）和活动低下（减少），而近些年来，这么典型的抑郁症已很少见，而以焦虑抑郁共病的临床症状为常见的抑郁症，因此，轻、中度的抑郁症病人多数是属于焦虑抑郁共病的人群。

对于更年期（特别是女性）及老年期抑郁症的病人来说，焦虑抑郁共病是主要临床症状，而不表现共病的已经很少，因此，从更年期综合征以及更年期抑郁症（后者已归入抑郁症诊断中，更年期抑郁症的单独分类已不存在）的诊断内容看来，均包括有焦虑及抑郁两方面的症状；同样的，老年期抑郁症的特点之一就是与焦虑共病（已在老年抑郁特点中介绍）。

继发性抑郁症的人群，也是常常与焦虑共病的人群，不管其继发抑郁症的原因是什么，大多数同时都发生焦虑症状。例如自然灾害（地震、火灾、水灾）之后，对于人们产生的巨大的精神创伤，许多人都会产生焦虑，紧张，惶恐不安情绪，同时也会发生悲伤、无助等抑郁症状。对于单独的个体来说，所遭遇的生活事件，例如老人的丧子、丧偶，都会产生极度的悲伤反应。在短期的急性应激反应之后，多数都会发生短期或长期（慢性）的焦虑抑郁混合反应状态（属于继发性焦虑抑郁）。

许多较严重的焦虑症病人会与抑郁症状同时共存，例如广泛性焦虑症约有65％伴发抑郁；而惊恐障碍病人，在急性发作性焦虑之后，还常常会有持续的焦虑和抑郁；强迫症病人不仅有强迫症状（主要症状），在症状严重时，也会发生明显的焦虑抑郁症状；另外，有的病人有一种持久性担心或相信自己身体的各种不舒服的症状，对这些身体症状过分关心，经常反复就医，到综合医院进行各项检查的躯体形式障碍，不仅有明显的焦虑，也经常伴有轻、重不等的抑郁症状。

有严重的躯体疾病的病人，特别是老年人或者慢性疾病较多而经济状况较差的老年人，得了躯体疾病之后，如果自认为疾病性质严重（如癌症、心、脑血管病、糖尿病等）、治疗困难甚至无法治愈或将是需要终生服药治疗的疾病，因而认为这种疾病将会给自己的生活质量带来非常不利的影响，如工作、职业功能、家庭生活、婚姻生活以及经济都带来很大的影响，因此，对这种疾病产生一种倍感无能为力，无法应付的焦虑抑郁反应，也是一种继发的焦虑抑郁反应（或称焦虑抑郁综合征）。这种众多的躯体疾病的人群，在综合医院各科的门诊、病房中均可见到，是非常多见的人群。

少数的精神病早期，如精神分裂症早期症状也会出现焦虑抑郁症状，而在精神分裂症的症状缓解之后，甚至在临床痊愈之后，发生明显的焦虑抑郁状态。应该在服抗精神病药巩固治疗的同时，也要服用抗焦虑抑郁药物治疗。

总之，综上所述可以看出，焦虑抑郁共病的人群是很多的，必须提醒重视。

2.6 研究焦虑抑郁共病有什么意义?

由于焦虑抑郁共病的现象十分常见，特别是在各种躯体疾病的人群中，在综合医院的门诊和病房的病人中十分普遍的存在着，而且危害性很大，因此，研究焦虑抑郁共病就有着重要的临床价值和现实意义。

在研究中发现，其危害性主要有：

（1）诊断困难：焦虑症或抑郁症在精神疾病的分类及诊断学上，都有明确的诊断标准，多年来，也有许多心理调查的手段和方法，所以比较容易进行诊断，而对于焦虑抑郁共病或称焦虑抑郁混合状态却没有明确的诊断标准，也没有相应的心理调查的工具及手段。

《注》美国的精神疾病分类诊断标准的研究中有此共病的诊断标准（DSM-Ⅳ），但在我国多数地区尚较少使用。

（2）症状复杂：在症状的复杂方面，由于出现一些难以用现代医学观点解释的躯体症状，如从头至足的串痛，从后背绕至腹部的串痛等等，完全不符合神经走向及支配的区域，使医生无法为之做出相应的检查及诊断，无法加以解释，但是这种症状，却使病人痛苦不堪。

症状复杂还表现在共病的病人自认症状严重。给病人带来极大的痛苦，病人对自己的疾病具有明显的疑病性特点，增加了担心，因此，许多病人会到多家医院，多次找不同的医生加以诊断，不仅消耗了大量的卫生资源（进行多次的，甚至相同的，不必要的检查等等），还给自己及家庭带来巨大的经济损失。

（3）治疗困难：由于诊断的不确定，症状的复杂，难以及时地，准确地加以治疗，常常丧失早期的治疗时机。

由于病人的过分焦虑，过分对疾病的关切，不断地转换医院、科室、医生，不断地换用治疗方法，常常使得系统的治疗无法进行。

由于病人的焦虑不安，从药房取回药物之后，总是细细地研究，体会药物的不良反应及注意事项，吃完药后更加细心地对号入座，看看自己有什么药物反应，只要出现一点药物不良反应马上就自行停药，中断治疗，因此，常常还未见到疗效就已经中止治疗了，因而，自然给有效的治疗带来困难。

(4) 复燃、复发率高，预后差：焦虑与抑郁共病。症状复杂，严重性增加，而系统治疗常常又出现困难，加之有的老人有许多慢性疾病，以及老年人本身的对药物吸收，代谢的特点等情况下，治疗用药时选药困难，药物不良反应多等问题，在疾病缓解或者痊愈之后，往往减药、停药快，极少进行巩固治疗和维持治疗，因此，复燃和复发率高。有时反复发作，甚至成为慢性病程，预后较差。

(5) 明显的社会功能受损：共病比起单纯的焦虑症或抑郁症来说，不仅对自己的工作，家庭生活以及社交活动带来极为不利的影响，还给整个家庭，亲人带来许多的困难，甚至使得亲人们也产生焦虑不安情绪，使全家人的生活质量下降。

(6) 自杀率增加：这是最值得提起注意的问题，由于焦虑和抑郁共存，常常把死与怕死的言词告诉家人，对于家人来说，常常认为病人是怕死，而忽视了病人的想死，因此，常把“想死的预警”不当回事，掉以轻心。自杀的危险率及自杀成功率的增加是焦虑抑郁共病的重要危害，必须严加防范！

总之，从焦虑抑郁共病的研究中发现，共病的危害性远远超过单纯的焦虑和抑郁症，但是目前的研究还是精神医学中刚刚起步的课题，面临着许多的难点，有待进一步研究。

2.7 如何选择抗焦虑药?

抗焦虑药是一类主要作用于减轻焦虑，治疗惊恐不安，紧张害怕焦虑情绪的药物，具有稳定情绪，缓解紧张心理，使人情绪放松的药物。其中有一部分药物常常同时具有镇静、安眠的作用。

抗焦虑药与抗抑郁药的主要区别是：抗抑郁药的主要治疗作用是提高情绪，缓解郁闷心情，提高生活乐趣，而抗焦虑药则是缓解紧张、不安的情绪。

过去多少年来，应用溴剂、巴比妥类等药物作为抗焦虑药。近年来，上述药物已较少应用。巴比妥类主要是由于其抗焦虑作用不强，而镇静作用较强，更适合用作安眠药，而且长期服用可发生慢性中毒；耐药性及依赖性强，目前已较少应用。

下面简单加以介绍：

1. 苯二氮䓬类：

1960 年利眠宁问世，这是第一个苯二氮䓬类药物，具有抗焦虑药发展史中的划时代意义。50 年以来，苯二氮䓬类成为最广泛应用的抗焦虑药。广泛应用在精神科、神经科、内科、外科以及麻醉科等各临床科室。不仅在门诊，还在病房中被应用。

此类药物在国外有 30 多种，目前在国内常用的药物有：安定（地西泮）、佳静安定（阿普唑仑、佳乐定）、舒宁（奥沙西泮）、硝基安定（硝西泮）、氯硝安定（氯硝西泮）、罗拉（劳拉西泮）、妥明当（氟安定、氟西泮）、海洛神（三唑仑）、多美康（咪唑安定）等等。

上述药物多数为口服药，目前在国内仅有安定、氯硝安定及咪唑安定三种注射剂型。

药代动力学：

BDZ（苯二氮䓬类）口服吸收快，口服达峰时间 0.5～8 小时，安定最快，氯硝安定和舒宁吸收较慢，而佳乐定，罗拉居中，除舒宁之外，脂溶性高，能迅速入脑，而且对肥胖者，老人作用会变得延长。

BDZ 在肝脏代谢，但有个特点，多数要经过Ⅰ期代谢后转化成活性代谢产物，然后再进入Ⅱ期代谢，有的药则只有Ⅱ期代谢。如安定先行Ⅰ期代谢，转化成去甲基安定，去甲羟安定，然后再与葡萄糖醛酸结合排出体外，而罗拉则只有Ⅱ期代谢，也就是说，直接和葡萄糖醛酸结合，就排出体外了，这种代谢的临床意义就是：对于有肝功能不良的病人来说，这种药对肝脏的影响很少，耐受性好。

BDZ 的药代学受年龄影响很大，以安定为例，成人安定的 $T\frac{1}{2}$（半衰期）为 20～43 小时，老人的 $T\frac{1}{2}$ 为 40～160 小时，如有肝，肾功能不良到排泄变慢，增加了毒性作用，但舒宁和罗拉因为不需要在肝脏解毒（已经是安定的最终代谢产物而与葡萄糖醛酸结合后直接排出体外），因此影响很小。

药理学：

几乎所有的 BDZ 的药理作用都很相似，只是强弱的差别。

BDZ 的药理作用，主要有：

(1) 抗焦虑作用：作为抗焦虑药，抗焦虑，解除恐惧，紧张的作用是主要的，是BDZ所特有的作用，与抗抑郁药是完全不同的。

(2) 镇静催眠作用：BDZ的催眠镇静作用是很明显的，也是应用最广的药理作用，一般来说刚开始服用（首次服用）时的催眠作用最明显，连续用药后，由于产生耐受性，而催眠及镇静作用渐弱。BDZ的镇静催眠作用是增加总睡眠时数，减少入睡潜伏期（入睡快），减少警觉和减少1、2、3和4期睡眠，使得噩梦减少，睡眠时间延长，因此睡眠质量得到改善。

(3) 抗惊厥作用：提高痉挛阈值，抗癫痫的作用，常用作抗癫痫药，常用药有安定，硝基安定和氯硝安定等。

(4) 骨骼肌的松弛作用：用药后可产生乏力、下肢发软，严重时可引起共济失调。

苯二氮䓬类的应用广泛，本文仅介绍其抗焦虑和治疗失眠的功效。

抗焦虑作用，作为治疗焦虑症是一个有效，而且见效快的药物，快者1～2天，慢时1周左右疗效显著。90％的病人在连续治疗6周时出现明显疗效。如果在治疗1周后不显效者，据报道，仅有20％的病人在治疗6周后出现显著疗效。

药物的选择较为困难，都有效。对老年病人或者有肝功能、肾功能异常的病人来说，应选择罗拉、舒宁，因为是Ⅱ期代谢。

常用量：罗拉或舒宁，每日三次，每次1片，或每午1片，每晚2片（罗拉0.5mg/片，舒宁15mg/片），严重时早、午各1片，每晚2片，或者服用佳乐定（阿普唑仑）0.2～0.4毫克/次，早、午各1次，每晚0.4～0.8mg，也有的医生应用安定治疗焦虑症，但是安定的代谢产物半衰期时间长，一方面可以较长时间缓解焦虑，但另一方面对于老年人容易产生头昏，乏力等不良反应，对于驾车的司机也应多加注意。

治疗失眠的作用：BDZ对各种原因引起的失眠均有效，而且BDZ中有的药如三唑仑、舒乐安定、咪唑安定（多美康）半衰期短，因此适用于入睡困难的病人；而早醒的病人则应该选用半衰期长的药物，如氟安定、硝基安定、氯硝安定。

治疗焦虑抑郁共病：应选用抗抑郁药如三环类的多虑平、阿米替林等药，或者选用SSRI中的西酞普兰（喜普妙）、舍曲林（左洛复）等药，或者选用文拉法辛及米氮平等物，也可以与罗拉、舒宁或者阿普唑仑，氯硝安定等药合并应用，疗效更快。

不良反应：

一般来说，BDZ的不良反应少，反应小，多数都可以耐受，但是少数敏感的病人，特别是老人，或者服药量过大时也会出现一些不良反应。

(1) 神经系统方面：镇静、困倦、嗜睡、头昏，所以如操纵机器或驾车具有一定的危险性，应加以注意，大剂量时可引起共济失调，如与酒或其他药合用时，甚至发生神志不清、谵妄状态、昏迷等症状。

少数病人可发生失眠、噩梦、恐惧不安、更加焦虑、愤怒等脱抑制的反常现象，这一点和饮酒有些相似，甚至发生攻击行为等。有脑器质性疾病的老人，或者服药后又饮酒可发生上述不良反应，应多加注意。

(2) 心血管方面：治疗剂量的 BDZ 对健康人的心血管系统不良反应轻微，比较安全。对部分焦虑症病人有心悸、心动过速症状者，服药后可好转。

(3) 呼吸系统方面：对健康人的呼吸系统不良反应小，对肺功能无明显影响，但有慢性梗阻性肺疾患或睡眠呼吸暂停综合征的病人，即使是小剂量也可能引起呼吸困难，使呼吸暂停的次数增多，有一定的危险。

(4) 胃肠系统：从对 BDZ 可以治疗与应激相关的腹胀、腹痛、腹泻症状看，应该对胃肠系统是有益的，但也有反常现象，少数病人服用 BDZ 之后，发生腹部不适感，恶心，腹胀等症状，饭后服药以上症状可减轻或消失。

(5) 泌尿生殖系统：老人如果有尿失禁的话，症状可能会加重。少数病人可产生性欲减退，可能与剂量有关，换药或减少剂量会有好转。

(6) 其他少见的不良反应可有：肌无力，多汗，皮疹，口干，粒细胞减少等。

从其不良反应来看，最大的缺点是：耐受性和依赖性（成瘾性）。

耐药性：指的是服药时间长（数周）之后，药效变差，需要调整剂量（加量）才能维持原来的，更好的疗效。

依赖性：指的是长期用药后，停不下来，只要停药就产生戒断症状。一方面是精神依赖，产生心理上的渴求，一服药就心情平静，一停药就倍感焦虑不安，甚至易激动，烦躁等等；另一方面是躯体依赖，戒断症状包括失眠、出汗多、恶心、头痛、鼻塞、流泪、哆嗦、甚至发生惊厥，癫痫样发作以及幻觉。我曾见过一位巴比妥成瘾的病人，突然停药后，出现幻觉，她见到院子里有几个小孩，她奇怪，出了房门去叫他们，却没人了，她回房间，不久又见到小孩在院子里出现（实际没有小孩）。为此，她紧张得大喊大叫。见到她时，她出汗，全身发抖，头痛，不安。近年来应用 BDZ 治疗焦虑及失眠，形成依赖的现象比巴比妥类药物少了很多，但也必须提醒注意。

戒断症状主要是在长期用药，突然停药产生的，如要停药应缓慢。戒断症状常在停药后 2～3 天内发生，一般可持续 3～10 天。由于部分病人的戒断症状，类似焦虑症状加重，所以有时难以判断是焦虑症状加重，还是戒断症状。好在解决的办法是一样的，即加服一些安定就可以了，不管是焦虑，还是戒断症状都有效。戒断症状的关键在于预防，一方面是 BDZ 不可长期服用，如确有需要长期服用者，应短期地换用其他 BDZ 药物，采取交替用药的方式服药。另一方面，在准备停药时，要缓慢减量，可 2～3 天减一次，减少总量的 10%。如果服药时间短的话，可减得快一些。特别是开始可以减快些，之后药量少了，减慢一些。如果在服用罗拉或阿普唑仑时似有焦虑，可服用安定，但均不可长期服用。

BDZ的药物交互作用：

一般来说与其他药物合用时，没有什么相互作用，或者说其相互作用不大，没有临床意义。但阿普唑仑、三唑仑等药与氟西汀合用可引起镇静作用增强。我见过一位72岁的老先生，在服用多虑平(150mg/d)治疗抑郁症无效时，服多量多虑平及氟安定自杀，经抢救后醒来，进行透析治疗时，又服用马普替林（150mg/d），合并氟安定（妥明当，30mg/晚），出现神志不清，产生幻觉。因此，BDZ与抗抑郁药合用时，应该注意药物的交互作用，BDZ与其他镇静药、酒精合用，可明显引起过度镇静，甚至可引起中枢神经抑制，少数可引起呼吸困难！千万注意！

关于过量，超量及处理问题：

BDZ过量或超量服用很常见，抑郁症病人或者社会上欲自杀的人大量服用BDZ，一般来说，如果单独服用BDZ的话，不会发生严重问题，除非与其他镇静药或其他药或酒精合用，所以BDZ的安全性大，但也不应忽视。如果大量服用，可在急诊室静脉注射氟吗噻尼0.5～2mg，此药无药理作用，是BDZ的拮抗剂，是过量服用BDZ的有效解毒剂。

总之，BDZ是当前应用最广泛的，不良反应较少的抗焦虑药。

苯二氮䓬类特点：

- 起效快、疗效肯定、毒性小、安全性好
- 不良反应：耐药性、依赖性
- 应短期间断用药
- 抗焦虑作用：
- 罗拉＞安定＞舒宁＞利服宁＞硝基安定
- 镇静催眠作用：
- 氯硝安定＞佳乐定＞舒乐安定＞硝基安定及氟安定＞安定＞利服宁＞舒宁＞罗拉

2. 抗抑郁药：

作为抗焦虑药应用的抗抑郁药主要有：三环类及四环类抗抑郁药、5-羟色胺再摄取抑制剂（SSRI）、双受体作用抗抑郁药（SNRI和NaSSA）以及其他抗抑郁药（详见抗抑郁药）。

这是近年来，对于焦虑障碍的研究，以及对抗抑郁药的药理作用研究，逐渐发现许多抗抑郁药也具有较好的抗焦虑作用之后，目前已广泛将抗抑郁药作为抗焦虑药应用，取得了较好的疗效。

目前在抗焦虑方面应用比较广泛的抗抑郁药有：

三环类：多虑平、阿米替林、氯丙咪嗪（安那芬尼）。过去应用丙咪嗪较多，因其对肝脏毒性较明显，已被淘汰。

四环类：麦普替林（路滴美、马普替林）。

SSRI类：帕罗西汀（赛乐特），是被美国食品药品管理局（FDA）批准的第一种以抗焦虑为适应证的药物。其他如舍曲林（左洛复）、氟伏沙明、西酞普兰（喜普妙）等药，也已作为抗焦虑药应用。

SNRI类：文拉法辛

NaSSA：米氮平（瑞美隆）

其他：如黛力新：具有轻度抗抑郁作用及抗焦虑作用。曲唑酮（美舒玉）也是抗抑郁药，此药能对抗突触后的5-HT2A受体，其代谢产物是5-HT受体上的激动剂，也能增加去甲肾上腺素的释放，此药还具有镇静作用，可以增加睡眠时间，加深睡眠，改善睡眠质量，因此，常作为抗焦虑药应用，也常常作为安眠药的辅助用药来应用，特别是由于此药没有耐药性及依赖性，对于容易形成依赖的苯二氮䓬类来说，作为安眠药应用更有其优势。但是，此药如作为抗抑郁药应用时，需要药物剂量较大，一般需服用200～300mg/d（分2～3次服用），相比之下，所需价格较贵，药量大时，也会出现一些恶心、无力等不良反应，因此，较少应用。作为抗焦虑及促进睡眠时，用量为50～100mg/次，仅晚上入睡前半小时左右服用即可。

抗抑郁剂作为抗焦虑药应用时，用药剂量并不比作为抗抑郁药应用量少，有时甚至还要增加一些。例如，帕罗西汀用于抑郁症的治疗时，常用量为每日一次，每次20mg，少数可增加至30mg；用于抗焦虑症的治疗，常需每日1～2次，每日可用30～40mg。

由于抗抑郁药在本书第五章中有详细介绍，在此仅简单加以说明。

3. 5-羟色胺受体激动剂：

此类药物，目前临床上应用的是丁螺环酮，丁螺环酮属于阿扎哌隆类药物。

优点：镇静作用弱，运动障碍轻，无交叉耐受性和依赖性，也没有对呼吸的抑制作用，因此，对有呼吸疾患的病人服用比较安全。其对焦虑抑郁共病的病人与苯二氮䓬类相比，疗效相似。

缺点：不如苯二氮䓬类的疗效快。不良反应方面：应注意肝、肾功能障碍者应慎用；老年人应减量；孕妇及哺乳的妇女应禁用；禁与单胺氧化酶抑制剂（MAOI）合用，否则可发生高血压危象的危险。与苯二氮䓬类相比，价格昂贵，也是缺点之一。

不良反应轻，有头痛、头晕、恶心，也可发生紧张不安，激越等症状，加药应缓慢，如发生上述不良反应，减量或停药。

用法：因可引起失眠，故应早、午服用。即每日2次，从5mg起用，每日早、午各5mg。之后渐加量至10mg/次，每日2次，成人可达30～90mg/d，老人最多20～30mg/d。

4. β-受体阻滞剂

目前在临床上，仅在出现短时间的焦虑症状，伴心率加快，甚至发生手抖、震颤等等身体症状时，如学生考试前，过分紧张，产生心动过速等症状时，短时的服用心得安来缓解焦虑症状。

心得安，没有依赖性，一般不必长期服用，有时在用药后会发生头晕不良反应，少数人会有疲乏无力感觉。

有心脏传导阻滞的病人，以及有哮喘的病人应禁用。

上述这些抗焦虑药在用药过程中，从其疗效及不良反应方面加以比较如下：

不同抗焦虑药物比较*

项目	BDZ	BUS	TCA	SSRI
起效	快	慢	慢	慢
初期加重	无	有时	有时	有时
耐受性	少	无	无	无
急性撤药	30%	无	10%	10%
慢性撤药	10%	无	无	无
镇静	有	无	有	无
心血管作用	无	无	明显	无
胃肠道作用	无	有	有	有
记忆障碍	明显	无	中等	无
头晕	无	有	有	有
失眠	无	少	无	有
药物滥用	中等	无	无	无

(引自：Montgomery SA. SSRIs In Depression And Anxiety. 2002，P203)

* 上述药物比较表由史克制药有限公司提供

从上表中的抗焦虑药比较中，可以看出，各类药物都有着各自的优点及不足之处，有着各自不同的不良反应，因此，在进行抗焦虑疾病的治疗时，要根据病人的年龄不同，病情轻重程度不同，各自的躯体情况，如有无躯体疾病，是何种疾病，正在服用什么药物等等的不同情况，选用不同的药物加以治疗，一定要因人而异，慎重加以选择。对于老年人来说，身患几种疾病，正在服用数种药物者很多，在选用药物治疗时，千万要细致，慎用，要从小剂量起用，缓慢加量，注意观察药物不良反应。

除了应用药物治疗之外，也可同时应用心理治疗对焦虑症进行治疗。

心理治疗的主要内容有：放松训练；行为治疗；认知治疗及认知行为疗法等。

一般认为心理治疗起效较慢，需时较长，但无何不良反应。可以作为辅助治疗应用，对巩固药物治疗之疗效，预防复发有一定的效果，可以合并应用。

3 综合医院中常见的焦虑抑郁综合征

3.1 突然得知患了重病，会发生什么反应？

在精神疾病的分类和诊断标准中，有一类叫“应激相关障碍”，是一组主要由心理、社会环境因素引起的异常心理反应，导致的精神障碍。

其中，急性应激障碍是以急剧、严重的精神打击作为直接原因引起的精神障碍。这种精神障碍，表现虽然明显，但因为持续时间较短，又有明确的精神刺激因素，人们常常可以理解。因此，没有人会想到这也属于精神障碍。

例如严重的交通事故，意外的空难，亲人的突然亡故，重大的自然灾害如地震、大面积的火灾等等，这种突如其来的重大的精神刺激，称应激源。在应激源的刺激之下，常常在几分钟之内就可以引发急性应激反应，少数还可以引起急性应激性精神病。

严重的躯体疾病也可以作为一种强烈的应激源的形式存在。这种躯体疾病要具备以下特点：①疾病性质严重：如癌症被普遍认为是“不治之症”、心、脑血管病、糖尿病、帕金森病以及某种精神病。躯体疾病的严重性的体验是指对病人本人的，而精神病的严重性的体验常常是对家属产生可怕的恐慌感觉。这种感觉并非所有的人都是一致的。同样的病，对不同的人产生的应激轻、重不等。

②疾病的治疗困难，甚至是无法治愈的。

③疾病的预后不良：这种疾病不仅无法治愈，还会有极其不良的后果，会给生活质量带来很大的影响，例如影响其学习、工作、婚姻以及会带来重大的经济负担。

④疾病使病人及其家属感到无能为力，无法应付，束手无策。

⑤事先没有症状，没有心理准备。

这种躯体疾病平时就在病人心中有一种恐惧心理存在着，只不过没有表达，一旦突然地成为自己的疾病，就会立即发生急性应激反应。

这种急性应激反应在受到刺激后，立即发病。也就是说，得到患病的消息之后，马上发生急性应激反应。

临床表现是各式各样的，每个人的差别很大。

多数病人刚开始的症状表现为："茫然"或者"麻木"，而且常常表现轻度的神志不清。其神志不清的表现是意识范围的狭小，不知身在何处，不能领会外界的情况。

有的表现为强烈的恐惧不安。

有的表现为兴奋、激动，活动过多，甚至无目的的逃跑。

有的却表现为活动过少，甚至呈现木僵状态，或呆坐不语，毫无表情等等。

有的焦虑，伴有植物神经系统的症状，如心动过速，出汗，面部潮红或发抖、哆嗦等等。

一般几分钟，几小时即好转，少数在1周内症状消失。恢复后不记得当时的情况，有的可以少量回忆出一些情景。

我的一位同学，因胃不好，经常呕吐，能吐出前两天吃的东西，内科让她进行钡餐造影，她一个人骑车到放射科取结果时，见到报告结果是胃癌，立刻腿软坐在取报告的窗口下面，被别人扶到旁边椅子上，神志恍惚，不会说话，旁边的人叫她名字也毫无反应，大约半个多小时才清醒过来，才让别人通知我和她丈夫送她回家。见到我之后，急切地告诉我："这不是真的，弄错了！"

这是个典型的急性应激状态（应激反应）。许多病人刚刚听到自己得了严重疾病时，部分病人会怀疑事情的真实性，会否认。当然，如果真的是搞错了，那么应激源消失了，应激反应也会立即好转，如同噩梦一场。

针对急性应激反应，应该进行心理治疗，要实事求是地讲明，当前的医学治疗手段已经有了长足的进步，就是癌症也已经不是"不治之症"的道理。也要认识疾病是一生中难免的，要正视它，要积极地进行治疗等等。也应该加以药物治疗，对兴奋及活动多的病人给予小量镇静安眠药令其休息；对呆坐不语，处于抑制状态，甚至不能进食的病人，要保证营养的供给，可以输液，并在身旁精心护理等等。

一般来说，急性应激反应最多几天即可好转。但在好转之后，还应密切观察和耐心帮助病人，帮助病人建立治病信心，使病人对治病有长期的，痛苦的心理准备。防止发生慢性的适应性障碍。

3.2 慢性疾病对人产生什么心理问题?

人的慢性躯体疾病，种类繁多，仅以老年人常见的各种疾病至少10多种，例如心脏的疾病有：心力衰竭、高血压病、冠心病、心律失常；消化系统疾病有：食道反流病、溃疡病、慢性腹泻及便秘；呼吸系统疾病有：肺结核、肺炎、睡眠呼吸暂停综合征；内分泌代谢疾病有：糖尿病、甲状腺疾病（包括甲亢和甲低）、痛风以及骨质疏松症；神经系统疾病有：脑卒中、帕金森病、痴呆；其他常见的疾病如青光眼、白内障、耳聋、前列腺肥大、带状疱疹以及包罗各科的各种癌症及良性肿瘤等等。以上这些慢性躯体疾病性质各异、病程长短不同，预后和症状也差别极大。这些疾病给相应的病人带来的痛苦也是千差万别的。当然，给人们带来的心理影响更是差别很大的。

而每个人的性格、生活经历不同，对各种慢性躯体疾病的认识差别很大。上述疾病对人的生活带来什么损害的了解各人也有着很大的区别。由于认识的不同，当突然得知自己患了某种疾病时，所产生的急性应激反应差别很大。同样的，当已经患上这些疾病之后，所产生的慢性的心理反应差别也很大。

这种由慢性躯体疾病所产生的心理反应，与因为其他精神创伤所引起的心理的不适应的反应是一样的，统称为适应性障碍。也就是说，由于对某一时期明显的处境变化（如移居国外、搬迁、调换新工作、考入大学、退休后生活环境改变）或慢性应激性生活事件（如夫妻关系不良、婆媳关系不和、邻里以及上下级关系的长期矛盾），特别值得提出的是：慢性较为严重的躯体疾病都可以引起一定程度的烦恼及情绪失调，而且，常常对社会功能带来一些影响但是并不出现精神病症状，统称为适应性障碍。所以适应性障碍是在应激源的刺激之下才发病的，没有应激源的存在，也就不会发生适应性障碍。

适应性障碍的症状，表现为：以情绪和行为变化为主的各种症状，症状因人而异，且与年龄有一定的相关性。

一般来说：青少年在应激性事件发生后，其适应性障碍的表现症状，以品行障碍常见，这些品行异常常常表现为对别人的攻击行为，侵犯别人的权利、违反社会公德，违反校规、逃学、毁坏公物、打架斗殴、饮酒过量等等，有时还可以表现情绪异常，出现焦虑、抑郁、冲动行为、易怒以及明显的依赖心理等等。

而老年人的适应性障碍，如果是在原有疾病以外其他应激的刺激作用下，老年人会发生明显的身体疾病的症状，以植物神经系统的症状为主要表现，常常伴有焦虑及抑郁情绪。那么原来存在的慢性疾病作为应激源所产生的适应性障碍，也是以焦虑、抑郁或者焦虑抑郁共病为情绪表现，而且本身的躯体疾病常常会表现症状恶化，各种疾病的痛苦体验明显增多。因此，在慢性躯体疾病的治疗过程中，特别是在综合医院各科的门诊治疗中，尤其在住院治疗时，常常在发病后的1～3月间，病人常常发生明显的焦虑、抑郁情绪。

因此，常常把适应性障碍分成以下几种类型。

①焦虑性适应性障碍；

②抑郁心境的适应性障碍；

③混合型情绪表现的适应性障碍；

④品行异常的适应性障碍；

⑤情绪和品行混合的适应性障碍等。

综上所述，慢性躯体疾病可以作为应激源（包括住院等）产生适应性障碍，而病人的性格是产生适应性障碍的基础，一般来说，在躯体疾病发病后1个月内起病（指适应障碍），符合症状也至少持续1个月，应激源消除后（如最后确定为误诊或者疾病治愈），症状持续不会超过6个月。

主要症状为：情感脆弱、敏感、焦虑、易激惹、依赖性和暗示性强，有时伴抑郁症状。

严重程度：社会功能受到一定程度的损害。

各科医护人员以及病人家属都应该理解病人的焦

虑反应。耐心、细致地给病人进行详尽的，相应的检查和解释。

3.3 老年人的适应性障碍有什么症状?

适应性障碍，不仅在老年人中发生，各年龄段都可以发生，但以青少年和老人较多。恐怕主要是同儿童、青少年对精神创伤以及特殊的不利环境等等的耐受性太弱，心理承受能力还较弱有关，而老年人也同样的，年老体弱，承受恶劣环境变化的能力也变弱有关。

老年人发生适应障碍之后，主要有三种类型的不同的表现特点：

1. 焦虑性适应障碍：

不管是哪种躯体疾病都会有一系列的担心，担心这种疾病的性质。如果长了个小瘤子，就会考虑不知是恶性的，还是良性的？如果出现了心律不齐，心不知是室性的，还是房性的，要不要紧？不仅担心疾病的性质是怎样的，还要对疾病的预后担心，担心自己的病能不能好得了？不知会给身心带来多少后患？带来什么样的问题？会不会影响今后的工作、生活等等，甚至得了高血压病也会有一系列的担心。

不仅对疾病的性质和预后担心，还会担心症状的轻重，会不会疼痛，还有什么其他症状，对自己有什么影响，受不受得了？

担心医生的诊断对不对？自己真是这个病吗？会

不会检查结果错了？诊断对不对？要不要找其他医院的医生再看看，再诊断一次……

如果病人，特别是老年人，以前未住过院的，此次初次住院对病人就是一次最大的应激。环境的突变对病人来说是个极其不良的精神刺激，住在一室多人的病房，互不相识，个个又都愁眉苦脸的，满是狐疑的神情的病人，如何和他们相处呢？担心他们得的是什么病呢？传不传染？会不会影响自己？他们的性情怎么样呢？好与之相处吗？那些大夫、护士们又是怎么样的人呢？厉害吗？这里有什么规矩呢？能让儿子或女儿留在身边照顾我吗？吃饭怎么办？晚上睡觉怎么脱衣服呢？许许多多怎么办？许许多多担心，越来越多地摆在面前，能不焦虑吗?!

得了病，住了院的老人十分的焦虑不安，医护人员知道老人的心理吗？

老人此时表现有：敏感、易心烦、可发生心慌、心悸、紧张不安、害怕、容易为一点小事着急、生气、抱怨别人、面色潮红或发白。口干、出汗、尿频、腹胀或腹泻、便秘、肌肉紧张、有时会哆嗦、夜间无法很快入睡、食欲不好。见到医护人员，会反复地叙述自己的身体各种不舒服症状，包括上面那些不适感及原来疾病的症状，对自己的疾病痛苦有明显的夸张，还常常会提出一些这样或那样的要求，甚至是不合理的要求。当医护人员不耐心时会反复纠缠，对医护人员的态度感到无法忍受和不满……甚至会坐立不安、徘徊不定。

这就是以焦虑为主要症状的适应性障碍，在住院的老年病人中是极为常见的。

医护人员，病人家属应该如何消除老人的焦虑不安呢？

首先，要对病人的焦虑不安给予足够的重视，因为病人焦虑不安产生的各种躯体症状会与原来疾病的症状混在一起，会对原来疾病的诊断和治疗带来一定的难度，应该及时地对焦虑不安的症状加以明确的分析，因此，要细致观察病人的焦虑反应及表现，并了解其发生焦虑的原因，针对病人的症状加以解除。

其次，要尽早地向病人及其家属交代病人的诊断、诊治方案、检查及治疗的程序、方法……并简明扼要地介绍检查及治疗方法的重要性、必要性、安全性、可靠性以及所需花费等内容，让病人一目了然，心中有数，打消顾虑安下心来。

护士们要耐心、细致地向病人介绍医院、病房的环境、介绍护士长以及责任护士等人，介绍主管的医生、主任等等，介绍作息时间以及探视制度、订饭……对于老年人来说，一次告知不可能记住，应该在病房中有个书面的介绍，以便忘了，还可以再看看。在呼叫病人时不可以只呼床号，如3床、5床，应该有个称谓，如原来当教师的，称某老师听起来顺耳，对病人也是个尊重，也令人感到亲切、温暖，会使焦虑不安的情绪获得缓解。

如果焦虑不安症状较为明显的话，应在治疗原来疾病的同时，给予抗焦虑药，进行辅助治疗。千万不可轻视病人，对病人的烦躁不安采取冷漠、不理不睬的态度等。

2. 抑郁心境的适应障碍：

一般来说，和焦虑相比，抑郁症状较轻。在躯体疾病从头至尾的各阶段中，甚至在躯体疾病好转之后，都可以发生抑郁反应，例如，脑卒中发作经治疗好转之后，抑郁反应仍可发生，而且对卒中的恢复很不利。

产生抑郁的原因主要是：由于躯体疾病的性质严重，对治疗没有信心，如癌症，脑卒中发作后，认为将不久于人世，对死亡产生恐惧心理及抑郁心境，或者对预后会影响自己的生活质量，生活无法自理，将会瘫痪在床，或者失语等等，因此，产生悲观情绪。其他一些疾病如骨折、毁容的外伤等等，均可产生抑郁情绪，严重者甚至可产生自伤或自杀行为。

另外，由于疾病的各种症状，如疼痛等不舒服的症状，病人不仅产生焦虑情绪，也会引起抑郁情绪。

一些躯体疾病给生活及工作，给家庭带来了许多困难，也会使病人产生抑郁情绪，如类风湿性关节炎严重时，病人生活不能自理，肢体活动受限、给自己及其家庭带来许多困难，又如糖尿病人由于控制饮食、许多美食不能享受、不仅给生活带来了许多不便，也带来了许多心理不平衡。病人对糖尿病的并发症了解得越多，心中越加不安，心情越加忧郁，因此，约有33%的糖尿病人会产生抑郁。

抑郁心境的适应障碍轻重程度不同，其轻重与下列因素有关：

(1) 病人的性格特点：如果平时是个性格开朗、乐观的人，遇什么事都能想得开的人，适应能力往往比较强。当身体患了疾病之后，也会尽量“往开想”，想出应付的方法，而不会仅仅垂头丧气。反之，一个多愁善感的，内向的人，平时就容易悲伤的人，患上了躯体疾病，必然更加重心理负担，容易产生焦虑和抑郁心理。

(2) 所患的疾病性质严重，病人对自己的疾病所了解的内容多数都是不利的方面，在这方面文化程度较高的人，常常在得病后去看医学书籍，得知疾病的不良预后者，比之不深入了解不良预后及并发症的人，产生抑郁者多，而且抑郁程度比较重。

(3) 得病之后，周围人的态度，特别是亲人对自己的态度，单位同事、领导的态度，以及医护人员的态度都对是否发生抑郁，以及抑郁的轻重程度有一定关系。过分的关怀，会让病人认为自己得的病一定十分严重，大家才如此对自己关怀。虽然大家都告诉病人，不要着急，可是越是这么劝，越让病人担心病情一定是十分严重……如果大家都对病人冷漠，此时就会使病人产生孤独和无助感，都会产生焦虑和抑郁，甚至抑郁比较重。

(4) 疾病如果不能很快痊愈，甚至将要终生服药进行治疗时，对这种长期的治疗过程没有心理准备者，担心疾病影响自己的生活、职业功能及生活质量等都可以发生抑郁，而抑郁程度的轻重，也与这种影响的严重程度呈正相关（严重程度重时，抑郁也重）。

抑郁心境适应障碍的表现有：

（1）情绪低落：悲观、失望、总想到自己疾病的各种不利方面、丧失治疗及康复的信心和动力、产生孤独感及无助感。

（2）自我中心：只关心自己的疾病，自己的需要、对周围的人（包括亲人）和事都极少关心，也不关心陪护自己的人是否疲乏，是否影响了他们的工作等。住院时也不知关心同室病友的病情变化和需求，是否需要帮助……还经常会抱怨亲人不来或少来探望等。

（3）活动减少：自认病重，活动少，多卧床，稍加活动就感到疲乏、无力、话少、声低、甚至不与人交往。

（4）常有失眠：许多老人在住院时，由于对环境的不熟悉，情绪焦虑及抑郁，常常有失眠症状，表现为入睡困难（超过半个多小时不能入睡）、睡眠浅而多梦，或者中途易醒，醒后不易再睡以及早醒（比平时早醒1～2小时）等症状都可以存在。

（5）食欲下降：老人在生病住院时，多数都无食欲，一方面是吃不惯医院里的饭菜（不好吃！），另一方面是心情不好、吃不下，虽然明知应该增加营养，却什么都食之无味，想吃也吃不下去。

（6）轻生观念与自杀行为：躯体疾病的病人多数

是希望尽快治好自己的疾病，除非疾病严重或者伴发有抑郁情绪，否则不会有轻生或自杀行为，但是在产生轻生观念之后，多数会向其家属流露出：“太痛苦了，不如死了算了”、“花这么多钱，反正也治不好啦”之类的话语，这常常是自杀企图的前奏，千万千万要加以防范！防止发生意外！

医护人员、病人家属应该如何纠正病人的抑郁情绪呢？

首先要了解病人产生抑郁情绪的原因，如果是对疾病的治愈丧失信心，那么，就必须尽早地向病人提供治愈是大有希望的信息，使病人能树立起治愈的信心，是解除抑郁的最好方法。

其次，如果是因疾病的症状，产生的疼痛或者其他痛苦使病人产生抑郁情绪的话，就要尽可能地给病人解除疾病的各种症状，减轻痛苦，症状减轻后，病人的抑郁自然也会好转。

另外，向病人解释疾病的性质，教给病人康复措施，让病人把抑郁情绪转化成向疾病进行斗争的动力，努力进行各种康复训练。当开始进行有目的的相应的康复活动并收到疗效时，会对病人的焦虑、抑郁情绪发生立竿见影的功效。

而周围人的态度，包括家属、亲朋好友、医务人员的鼓励、关怀，又不过分迁就的态度是十分重要的，把他当成病人，而不是即将过世的人。因此该要求他做的事，也要让他独立地做，这也是使病人对自己的疾病感到安心的一个方面。

对出现有轻生观念、自杀企图的病人，千万要防范其发生自杀行为，决不可麻痹大意！为了保证其安全，要有严密的措施。应该24小时不离人，要把有可能被当成自杀工具的东西（危险物品），如刀、剪、绳带、安眠药等东西加以妥善保管，不要让病人能得到。还要防止病人用自缢、跳楼、触电等方法自杀。病人出门时还要防止去撞车等等。如果住在综合医院的病房中，难以防范的话，应住到精神病院去。

如果抑郁症状中等或程度严重时，一定要在治疗原来躯体疾病的同时，给予抗抑郁药加以治疗，应该及时请精神科医生进行会诊，进行诊断及处理，确定治疗方案。

3. 焦虑抑郁混合反应：

在综合医院中，在躯体疾病的适应性障碍中，以焦虑抑郁的混合性反应，即焦虑抑郁综合征最为常见。焦虑抑郁综合征的内容已在第二章第4题中详述，这里不再重复，解除焦虑抑郁综合征的方法与解除焦虑及抑郁的方法相同，也不再重复。

3.4 综合医院中常见的焦虑抑郁是怎么来的？

如果说普通人群中，抑郁症的患病率是5.8%，终生患病率是17.1%的话，广泛性焦虑障碍据Wittcher等1994年报告美国15～45岁人口中年患病率为3.1%，终生患病率为5.1%。

在综合医院中的抑郁症患病率较高，门诊病人抑郁症患病率为9%～20%，住院病人抑郁症患病率高达22%～33%。从以上对比数字足以看出：在综合医院当中，抑郁症的患病率远远高于普通人群，是抑郁症的聚集地。目前尚未找到关于焦虑症的患病率的报道，但是据北京肿瘤医院对肿瘤病人中焦虑及抑郁状态的流行病学研究认为，焦虑状态比抑郁状态更多见。

但是，在综合医院中的病人所患疾病是各式各样的，疾病性质不同，症状各不相同，轻重不等，差别极大，那么在综合医院中这些焦虑抑郁患者是怎么来的呢？

可以认为主要有三方面：

（1）躯体疾病伴发的情感障碍：以焦虑及抑郁状态多见，过去称做继发性抑郁，认为抑郁状态是继发在躯体疾病之后，是因果关系，并认为在躯体疾病好转之后，抑郁状态也会相应随之好转，但近年来研究认为：尽管许多抑郁状态的发生可能与躯体疾病有某些关联，也互相有些影响，但也有相当多的情况下，也无法证实在时间上的关联（因果关系），抑郁症状的变化也与躯体疾病的好坏无关，具有其自身的病情发展经过。对于焦虑症的相关研究较少，从临床经验上看，焦虑状态与躯体疾病的关联比抑郁症更加明显。

可能引起抑郁状态的各种躯体疾病列举如下表：

可能导致抑郁的神经系统和其他系统疾病

神经系统疾病：

锥体外系疾病（帕金森病、亨廷顿病、进行性核上性麻痹、阿尔茨海默病）；脑血管疾病（特别是大脑半球后叶损害）；脑肿瘤；CNS感染；痴呆；偏头痛；多发性硬化；癫痫；发作性睡病；脑积水；睡眠呼吸暂停；Wilson病；脑损伤；脑缺血

心血管疾病：

心肌病；充血性心力衰竭；心肌梗死

感染性疾病：

梅毒；单核细胞增多症；肝炎；获得性免疫缺陷综合征（AIDS）；结核病；流感、Lyme病

内分泌障碍：

肾上腺（Cushing's病，Addison's病）；高醛固酮血症；月经相关障碍；甲状腺病（功能低下、亢进）；甲状旁腺病（亢进、低下）；绝经；低血糖；嗜铬细胞瘤；类癌；卵巢功能缺失；睾丸功能缺失

炎性疾病：

系统性红斑狼疮；风湿性关节炎；短暂性动脉炎；Sjogren's综合征

维生素缺乏：

叶酸；维生素 B_{12}；烟酸；维生素 C；维生素 B_1；维生素 B_2；维生素 B_6；铁

其他：

癌（胰腺癌、肺癌等）；肺心病；肾脏疾病和尿毒症；系统性肿瘤；卟啉症；Klinefelter's综合征；产后情感障碍；术后情感障碍

此表引自：沈渔邨主编．精神病学．第4版．北京：人民卫生出版社，2001，443

另外据综合医院不同疾病伴发抑郁症的比例的报道（WPA/PTD　1997）如下：

脑血管意外	20%～40%
帕金森病	40%
冠心病	40%
心肌梗死	45%
高血压	20%
肾病透析	18%～53%
糖尿病	33%
甲状腺功能减退	12%～45%
库欣综合征	19%～36%
功能性胃肠道障碍	50%
类风湿性关节炎	42%
恶性肿瘤门诊病人	33%
恶性肿瘤住院病人	42%
外科手术后	22%～32%
老年门诊病人	24%
老年住院病人	36%

据吴文源教授在综合医院进行的住院的不同科室的调查报告中指出：抑郁与不同疾病的分布有差异：血液科、内分泌科及肾病科合并抑郁症占 44.7%；神经内科占 37.5%；心血管科占 34.5%；消化内科占 30.4%。

总之，躯体疾病伴发的焦虑抑郁状态非常多见，躯体疾病可以引起抑郁，抑郁症又可以引起躯体疾病，例如偏头痛、紧张性头痛等显然与抑郁症有关。

帕金森病约 40%有抑郁状态，与其运动障碍的严重程度相关，而早期症状则不容易被发现，也很少有抑郁症状，服用抗帕金森病的药物，如美多巴、金刚烷胺、溴隐亭等又可引起抑郁症状或使抑郁加重，可见其关系是十分复杂的。

老年性痴呆的病人中，有的就以焦虑抑郁为首发症状。

总之，躯体疾病与焦虑抑郁的相关性是很复杂的，目前发生的机制尚不十分清楚。

(2) 药物所致的情感障碍：

临床上有时还可见到药物引起的抑郁状态，在详细询问病史和用药史时，可以发现其原因，也可经过停药观察加以进一步证实。

下面列表指出可能导致抑郁症状的药物。

可能导致抑郁症状的药物

心脏和抗高血压药物

利血平、洋地黄、可乐定、普鲁卡因、胍乙啶、甲基多巴、利多卡因、心得安、倍它尼定、哌唑嗪、肼太嗪、黎芦属、心得平、methoserpidine

镇静催眠药物

巴比妥类、苯二氮革类、水合氯醛、乙醇、chlorazepate、chlormethiazole

类固醇和激素

皮质醇、口服避孕药、泼尼松、炔诺酮、达那唑、triamcinalone

依赖药物、兴奋剂和食欲抑制剂

苯丙胺、酚氟拉明、安非它酮、芬美曲嗪、苯环己哌啶、大麻、可卡因、鸦片

续表

精神药物
丁酰苯类、酚噻嗪类
神经系统药物
金刚烷胺、巴氯酚、溴隐亭、卡马西平、左旋多巴、丁苯那嗪、苯妥因、methosuximide
止痛与抗炎药
非那西汀、鸦片类、非诺罗酚、布洛芬、保泰松、消炎痛、镇痛新、消炎灵
抗菌和抗真菌药
氨苄青霉素、灰黄霉素、新诺明、灭滴灵、克霉唑、硝基呋喃坦叮、环丝氨酸、奈丁酮酸、氨苯砜、磺胺类、乙硫异烟胺、链霉素、四环素、二苯基硫脲
抗癌药
C-天冬酰胺酶、光辉霉素、博莱霉素、长春新碱、甲氧苄啶、6-azauridine，zidovudine
其他
乙酰唑胺、抗胆碱酯酶类、胆碱、西米替丁、赛庚啶、地芬诺酯、戒酒硫、麦角二乙胺、美西麦角、甲苯凡林、美其敏、沙丁胺醇、metaclopramide，pizotifen

引自：沈渔邨主编．精神病学．第4版．北京：人民卫生出版社，2001，443～444

可见在治疗高血压病时，许多病人服用的复方降压片及降压0号中就有利血平，长期服用就可能引起抑郁症，所以，当门诊诊治抑郁症病人时，应该对伴有高血压病的病人询问服用什么降压药，如果是复方降压片的话，应该让病人停用并换用其他降压药。

在治疗精神分裂症的过程中，发现有抑郁症状时，也要想到抗精神病药物（如吩噻嗪类等药）也有可能是发生抑郁症状的原因，应考虑换药或加用抗抑郁药物治疗。

长期患有失眠症的病人，长期服用镇静安眠药也可能是发生抑郁症状的病因。长期饮酒也可能是抑郁状态的病因……

(3) 综合医院门诊中，常见的焦虑抑郁的来源，一部分是原发的抑郁症、焦虑症以及焦虑抑郁共病，因为病人注重躯体不适症状，当然首先去综合医院，所以综合医院是这些病人最早就诊的场所。也是因为目前广大群众对焦虑症、抑郁症不了解，常到综合医院中去诊断、治疗疾病，还有不少的病人和病人家属对精神病专科医院抱着不安、恐惧和排斥的心理，不愿意到精神病专科医院看病。

另一部分是复发的焦虑和抑郁症病人，这些病人占大部分，反复发作、复燃。多次、重复地到综合医院门诊，甚至住院进行诊断和治疗，其中还有一部分以慢性疼痛为主要症状的抑郁症病人，也就是说这是属于未能下抑郁症诊断的，诊断不明的隐匿性抑郁症。自上所述，也就形成许多抑郁症、焦虑症以及焦虑抑郁共病的病人会留在综合医院中接受着诊治。

我希望能提醒一下病人、家属以及综合医院的各科医生们：对那些治疗效果不好的病人，请快些让他们到精神科门诊诊治，进行系统的全程治疗吧！特别是那些有自杀观念的病人，为了病人的生命安全，尽快地转院到精神科门诊吧!

3.5 抑郁症与抑郁状态有什么区别?

抑郁症：是指内源性（或称内因性）的，病因尚未十分明确的原发性的情感障碍。应该认为抑郁症是属于心理或精神障碍中的一种非常常见的疾病。

多数发病较早，青少年就可以发病，而更年期后至80岁又是一个发病的高峰阶段。典型的抑郁症，有发作性特点，持续3～6个月，老年人病程长可延长至1年左右，发作可自行缓解，一生中有数次发作史，老年抑郁症发作更加频繁。

青少年起病者，常有阳性家族史。家族遗传中，血缘关系越密切，同病率越高。在一级亲属中的发病率比一般人群中高1.5～2.5倍。从双生子的研究中得知，单卵双生子抑郁症的同病率达到50%。

抑郁症发作时，一般症状较重，常常伴有精神病性症状，如疑病、自责自罪妄想，或其他与情绪无关的妄想等症状，而多次反复出现的自杀观念及行为较为明显。一般认为约有15%的抑郁症病人死于自杀，特别是有自杀家族史的病人很容易出现自杀企图及行为。

在抑郁症发作的间歇期，一般不影响或较少影响其社会功能。部分青少年有抑郁症病史者，甚至在十几或几十年后再出现抑郁发作，才又想起以前那段病史，而这10多年，一直正常地学习、工作以及过着正常的家庭生活，也就是说对其职业功能、社会功能均没有明显的影响。对于部分老年抑郁症来说，不仅病程长，反反复复，也常常会在间歇期或多或少地影响着他的生活，也就是说对社会功能带来一定的影响。

抑郁状态，又称抑郁综合征，有明确的起病原因，属于一种继发性抑郁，是一种特定原因引起的心理反应，起病于慢性躯体疾病的抑郁状态，经常与焦虑共病，属于适应性障碍，也可以在其他精神创伤之后发生抑郁反应也叫抑郁状态。

抑郁状态不仅起病原因明确，起病时间也是在精神创伤发生后的1～2月内发生，在抑郁的内容方面，也常常反映出精神创伤的内容，如由于慢性疾病引起的抑郁，在抑郁内容上所表现的就是“病治不好了”、“没办法活下去”……如果是因为车祸发生的丧子的不幸事件，引起的抑郁反应，抑郁内容就是关于儿子的事，如儿子是个如何完美的孩子，没想到会遭遇如此的不幸，儿子对自己的孝心……“不如随儿子而去”！

抑郁状态多数在老年人中发生，老年人对精神创伤的承受能力明显下降，因此，很容易在不利的生活事件的基础上，发生抑郁状态。

一般来说，抑郁状态的症状不典型，常常与焦虑共病，严重程度多数为轻、中度，比重症抑郁症的症状要轻，往往不伴有精神病性症状。有时会有轻生观念，但多数没有自杀的企图和自杀行为，所以，可以听到抑郁状态的老人谈到死，说的是：“不如早点死，病死得了。”但是并不想自己用行为结束自己的生命，而且还常有怕死的念头。

因为常常是与焦虑共病，所以抑郁状态的临床表现为：心烦、易激惹、爱发脾气、爱抱怨别人，迁怒别人，克制自己情绪的能力下降，情绪不稳定，情绪低落，高兴不起来，自我中心对别人要求过多及过高，不关心别人（包括自己的家人在内）。

抑郁状态阳性家族史者较少见，常以一定的性格特点为基础，其特点为：内向、胆小、易焦虑紧张、思虑问题较细、较多，办事认真又比较谨慎、要强、自尊心强者较多。

综上所述，抑郁症是病因未明确的精神疾病；而抑郁状态病因明确地起病于精神创伤之后的心理反应。比抑郁症的症状轻，自杀行为少见，药物治疗及心理治疗的疗效较好，反复发作者较少。在综合医院中较为常见。

列表对比如下：

	抑郁症	抑郁状态
病因	未明	明确
年龄	青少年及老年期两个高峰期	老年人较多
发作性	典型、反复发作史，持续3～6个月 老年可6～12个月	不典型、无以往发作史，长短不一，6～12个月
家族史	＋	－
症状	重 可伴精神病性症状	轻、中度 可伴焦虑、情绪不稳
自杀	可反复多次	少或无

3.6 什么是隐匿性抑郁?

“隐匿”的含义就是隐藏，那么顾名思义，隐匿性抑郁的意思，就是被隐藏起来的抑郁症。

抑郁症为什么会被隐藏起来呢?

首先，是抑郁症的早期症状，不被病人自己知道，病人自己体会到的症状是各式各样的身体不舒服的感觉。这种以躯体症状为主要临床表现的现象，称抑郁的躯体综合征。

抑郁躯体综合征的表现如下：

一般来说，属于符合轻、中度抑郁的标准，也就是伴有以下躯体症状，至少2～4条以上。

早醒要大于2小时。

抑郁体验晨重夜轻（早晨最重，傍晚及晚上入睡前较轻）。

精神运动迟滞（活动明显减少）或激越（焦虑不安、活动明显增多）。

食欲下降明显。

体重下降达5%以上。

丧失兴趣或乐趣。

性欲下降明显。

病人出现上述这些症状后，对自己的症状自然想到一定是得了某种躯体的疾病，于是就到综合医院的内科，神经内科等门诊去检查、诊断和治疗。无论如何也不会想到是得了抑郁症。

病人想不到，就不会在门诊对医生谈到自己的抑郁心态，那么，在综合医院内科或神经内科门诊的医生们会根据以上的躯体症状就下诊断是抑郁症吗？当然不会，也不可能，一定要进行相应的检查。近年来，由于对抑郁症的诊断及治疗对临床各科医生的再教育，已经有了极大的进步，许多医生都会想到有可能是抑郁症了。

过去却常常不往这方面想。据世界卫生组织对15个国家和地区的调查：心理障碍患病率为24%，其中全科医生平均识别率为48.9%，也就是说，能诊断出来的不到一半。而据上海对576例患者统计，心理障碍在内科门诊患病率为9.7%，重性抑郁占4%，其中内科医生识别率为15.9%，比世界卫生组织所统计的平均识别率还要低得多。

抑郁症在综合医院门诊识别率低的原因：因为抑郁症的诊断是以临床症状为依据的，并没有实验室及其他检查的客观依据，与其他各科对疾病的诊断方法差别很大。

而且病人又以各种躯体症状为主要的症状来看病，当医生问到心情好坏时，病人承认心情不好，却认为是因为身体不好的原因引起来的心情不佳。因此，许多医生一方面必须要查明躯体疾病症状的原因，同时也会认为真的是严重的躯体疾病伴发的抑郁心境，因此，难以鉴别是属于抑郁症带来的躯体综合征，还是由于躯体疾病所引起的抑郁状态。当然，对抑郁症的识别率低是十分常见的也是可以理解的观象。

当前，临床各科医生对有关焦虑症、抑郁症以及焦虑抑郁共病的诊断知识相对缺乏和不足，难以明确诊断是世界各国医师的共同倾向。因此，一部分抑郁症被误诊为躯体病而被隐藏起来，成为隐匿性抑郁症。

隐匿性抑郁症，并不是抑郁症的分类中的一种类型，它是一种在抑郁症尚未被诊断出来的过渡性诊断。一旦诊断明确，确诊为抑郁症之后，隐匿性消失。隐匿性抑郁就成为抑郁症，而隐匿性抑郁症也就消除了。

3.7 综合医院门诊中抑郁综合征的特点是什么?

在综合医院各科的门诊中，如内科、消化内科、内分泌科、心血管科、神经内科、妇科及其他科门诊中焦虑、抑郁及焦虑抑郁共病都是较常见的疾病。

首诊（病人第一次到门诊要求进行诊治）的病人中较多是一个特点。

在首诊的病人中多数是以躯体化的症状为主诉，要求诊治的，具有明显的隐匿性特点，必须进行相应的检查，以便能够明确诊断。

躯体化症状是多种多样的，到心血管科诊治的症状：以心悸、心慌、早搏、胸痛、气短及胸闷为主要症状；到消化科门诊的诊治症状为：食欲下降、饥饿感、腹胀、腹痛、腹泻或者便秘等；到神经内科诊治的主要症状有：失眠、多梦、嗜睡、头痛、背痛等等；到泌尿科诊治的症状有：尿频、夜尿次数多、尿急等，其他症状如疲乏无力、注意力不集中、记忆力减退等等症状也可到各科门诊进行诊治。

一般来说，在综合医院门诊的抑郁症状均较轻，也可以见到复发的抑郁症，但常常不易被发现，不易被确诊，医生们想不到是抑郁症，更想不到是复发性抑郁症。

综合医院门诊的医生们重视的是对病人作必要的各项检查及其结果，一旦检查的结果中出现躯体疾病，很容易诊断为躯体疾病，而不会诊断抑郁症，常常想不到躯体疾病可以与焦虑抑郁共病问题，也想不到躯体疾病在病情较重，病程较长的情况下，可以继发抑郁状态。因此，常常只顾对躯体疾病进行诊断和治疗，想不到应该对抑郁状态加以用药进行辅助治疗。

在综合医院的门诊中常见的是老年病人，这些合并多种慢性疾病、十分痛苦的病人，正是焦虑抑郁共病的常见人群，因此，必须重视对这些身患多病的老人加以抗焦虑和抗抑郁治疗，而这种治疗常常是综合医院各科门诊中欠缺的。

另外，在综合医院门诊中还可见到一部分具有疑病倾向的病人。这种病人一方面有对自己的躯体疾病夸大化的焦虑，另一方面完全是无中生有的疑病观念。医生要在门诊的短短的十几分钟里面进行确诊，加以鉴别诊断，往往是十分困难的。还有，正是因为多数老年病人对自己的抑郁症状具有隐匿性特点，常常在门诊医生已经确定诊断为抑郁症时，让病人服用抗抑郁药加以治疗时，却因为病人对抑郁症无自知力（否认有抑郁症），而拒绝服药，拒绝治疗。甚至病人有明显自杀企图时，医生让家属带病人到精神科或心理科门诊就诊时，却也遭到病人的拒绝。以上情况都是综合医院门诊医生们感到棘手的难题。

近几年来，综合医院的各科医生对焦虑、抑郁以及焦虑抑郁共病的诊治的知识及诊断、治疗技术已有长足进步，但是，在综合医院治疗精神方面疾病的药物种类不如精神专科医院有那么多药可供选择，因此，目前已成为使综合医院临床各科医生治疗焦虑抑郁共病的另一难题。

3.8 您有焦虑、抑郁状态吗？测一测吧！

要想知道自己有没有焦虑状态和抑郁状态，介绍两种自评量表。

(1) 什么是抑郁自评量表？

抑郁自评量表（简称 SDS）是仲氏（William W, K. Zung）1965 年发表的一种抑郁自我评定量表。此量表使用简便，不仅能衡量病人的抑郁心情及其轻重程度，还可以用来提示主要以躯体症状为主的隐匿性抑郁。

此量表由 20 个项目组成，每一个项目与抑郁症的一个症状特点相关，反映出抑郁症的抑郁心境、躯体症状、精神运动及心理方面的症状。

此量表评定之前，应明确所评定的时间范围是最近一周内的感受，短暂的几小时或一两天的感受是不够的。此量表可以对治疗前后进行对比，评价治疗的效果，因此已广泛应用于临床。

此量表为病人自评量表，即自己独立进行评定，别人不应参与评论意见，一般在十分钟内完成。病人在逐项评定时，应注意有的项目是相反的陈述，如抑郁病人的症状之一是感觉生活没有意义，而项目中提的是生活很有意义，因此评分时注意得分是反向的。详见附表中的评分。最后的结果，计算出总分，再转换成百分指数，指数越高，抑郁越重。原作者根据几个研究的结果提出SDS指数与总的疾病严重性的关系为：

指数在50%以下：正常范围；

指数在50%～59%：轻度抑郁；

指数在60%～69%：中度抑郁；

指数在70%以上：重度到极度抑郁。

指数计算公式如下：

$$指数=\frac{总\quad 分}{总分的满分（80）}\times 100$$

此量表可以评定抑郁之轻重，却不能判断抑郁的分类，所以不能作为诊断工具。此量表因为是自我评定表，受其他检查者（如医生）的影响较少，能较好地直观地反映出病人的主观感受，对有抑郁情绪的人和轻度抑郁症病人较适用。

附：抑郁自评量表（SDS）

项目	评分 无	有时	经常	持续
1）我感到情绪沮丧、郁闷。	1	2	3	4
*2）我感到早晨心情最好。	4	3	2	1
3）我要哭或想哭。	1	2	3	4
4）我夜间睡眠不好。	1	2	3	4
*5）我吃饭像平时一样多。	4	3	2	1
*6）我的性功能正常。	4	3	2	1
7）我感到体重减轻。	1	2	3	4
8）我为便秘烦恼。	1	2	3	4
9）我的心跳比平时快。	1	2	3	4
10）我无故感到疲劳。	1	2	3	4
*11）我的头脑像往常一样清楚。	4	3	2	1
*12）我做事像平时一样不感到困难。	4	3	2	1
13）我坐卧不安，难以保持平静。	1	2	3	4
*14）我对未来感到有希望。	4	3	2	1
15）我比平时更容易激怒。	1	2	3	4
*16）我觉得决定什么事很容易。	4	3	2	1
*17）我感到自己是有用的和不可缺的人。	4	3	2	1
*18）我的生活很有意义。	4	3	2	1
19）假如我死了别人会过得更好。	1	2	3	4
*20）我仍旧喜爱自己平时喜欢的东西。	4	3	2	1

[其中带*号的第2)，5)，6)，11)，12)，14)，16)，17)，18) 和20) 题为反向评分。]

（2）什么是焦虑自评量表？

焦虑自评量表（简称SAS）是仲氏于1971年编制的。此量表和抑郁自评量表在构造形式及评定方法上，都十分相似。也含有20个项目，分为4级评分。此量表适用于具有焦虑症状的成年人，可以评价出焦虑病人的主观感受。

评定后的结果计算出总分，再转换成百分指数，方法与抑郁自评量表相同。评分时，应注意 20 个项目中第 5)，9)，13)，17) 及 19) 条，共 5 个项目为反向计分。

由于许多病人在有焦虑症状的同时，也存在着抑郁症状，因此抑郁与焦虑量表有相当高的相关性，SDS 和 SAS 量表可以同时应用。

附：焦虑自评量表（SAS）

项目	评分			
	无	有时	经常	持续
1）我觉得比平时紧张和着急。	1	2	3	4
2）我无缘无故地害怕。	1	2	3	4
3）我心里烦乱或觉得惊恐。	1	2	3	4
4）我觉得我可能将要发疯。	1	2	3	4
*5）我觉得一切都很好，不会发生不幸。	4	3	2	1
6）我手脚发抖震颤。	1	2	3	4
7）我因头痛、颈背痛而苦恼。	1	2	3	4
8）我感觉衰弱和疲乏。	1	2	3	4
*9）我觉得心平气和，容易安静坐着。	4	3	2	1
10）我觉得心跳很快。	1	2	3	4
11）我因为一阵阵头晕而苦恼。	1	2	3	4
12）我有晕倒发作或觉得要晕倒似的。	1	2	3	4
*13）我觉得呼吸很容易。	4	3	2	1
14）我手脚麻木或刺痛。	1	2	3	4
15）我因胃痛和消化不良而苦恼。	1	2	3	4
16）我常常要解小便。	1	2	3	4
*17）我的手经常干燥、温暖。	4	3	2	1

18）我脸红发热。	1	2	3	4
*19）我容易入睡，而且一夜睡得好。	4	3	2	1
20）我做噩梦。	1	2	3	4

*以上两个量表为北京大学第六医院心理测查室提供

4 老年抑郁症的特点

4.1 老年期的抑郁症有什么特点?

抑郁症是种情感障碍，可以在一生之中任何年龄阶段发病，几岁的儿童、十几岁的青少年，青壮年期都可以发病。但是到了更年期之后，随着人体内分泌的改变，身体的多病以及衰老，在社会上的职业、生活环境等等多方面的变化，如退休在家，子女长大外出工作以及子女们成家与老人分居等等，都会使老年人产生许多在身体上、心理上的改变，因此患上抑郁症的几率就会增加（患病率上升）。

所以，有许多人认为老年人的抑郁症是衰老的一种必然现象，而不加以重视。实际上，它与衰老无关。虽然与年龄的增加有一定的相关性，但绝对不是由于衰老引起的，从患病率的上升来看，80 岁以上的老人，抑郁症的患病率明显下降，就可以说明这一点。

老年人抑郁症的患病率增加的原因是复杂的，老年人抑郁症在症状表现上，也与青壮年抑郁症有许多的差别。

主要的不同有：

(1) 以躯体疾病的症状为主要症状，主动要求治疗，对自己的“身体疾病”十分关注，但常常否认有心情抑郁，有的老人承认情绪忧郁，却认为是因为身体不好引起的痛苦，才使得心情不好。

(2) 对身体疾病的关注超过了实际得病的严重程度，经常表现出明显的焦虑、不安、过分的担心。当到医院进行各项检查的结果是阴性或者毛病不大、程度不重时，会不相信检查的结果。要求再到其他大医院检查（反复、多次地重复检查），也会埋怨医生检查不细致、不认真、不负责任等等。

(3) 有的老人表现出明显的记忆力下降，常对记忆不好产生紧张情绪，怕很快会发展成痴呆，因此自认为自己变傻了，变笨了等等，为此要求进行诊断和治疗，对自己的情绪也有较大的影响。

(4) 有的老人表现明显地在生活中的兴趣下降，原来喜欢的事情，愿意参加的活动都逐渐地放弃，什么都懒得干，甚至觉得生活变得枯燥乏味，生活没有意思，活着没有价值。

(5) 有的老人会产生自信心下降，认为自己是个失败者，对不起子女、亲人，对不起国家的培养……认为自己一无是处，甚至会产生自责，再严重的会认为自己有罪。

(6) 在上面自认为变得无用，生活没有价值，自责、自罪的基础上，认为生活已无希望了，会产生自伤、自杀的念头，甚至会发生坚决的，有计划的反复的自杀行为，必须严加防范！

(7) 许多老年人的抑郁症与本来的各种身体疾病密切相关，有的就是在这些疾病的基础上发生的，如高血压、糖尿病、脑血管病等等，如果这些疾病好转了，心情也会好。

(8) 有的老人发生抑郁症的起因，与生活当中的特殊变化有明显关系，如离、退休；迁居；子女的离家（上学、工作、结婚……）；亲朋好友以及配偶生病或去世，都会成为老人发生抑郁症的明显心理因素。

老年人的抑郁症，在整个治疗过程中，在治疗的方法以及预后等方面与青壮年人的抑郁症有所不同：

(1) 老年人患抑郁症常常起病缓慢，早期不容易被发现。

(2) 老年人病后常常会认为身体有病，到各大综合医院，甚至到几个科去检查，有的求神、拜佛，服各种偏方、保健品，而拒绝看心理科、精神科，常常耽误了治疗时机。

(3) 老年人在服药后不久，会因为疗效不快或出现药物不良反应（副作用）而中断治疗，不肯再继续服药，或者改服中药。

(4) 有的老人会因为疗效不明显，副作用大而加重自杀念头，变成自杀行为。

(5) 许多老年抑郁症患者会“见好就收”，有点疗效就满意了，或者怕麻烦，怕影响子女的工作，怕花钱等等原因，刚好一点就不再看病，停药很快，复发也很快!

(6) 老年抑郁症:好得不快——实际上是好得慢,复燃(以后再解释)快、病情反反复复,病程明显比青壮年的抑郁症要长。

(7) 由于许多老年人都有慢性病,在合并用药方面,会产生许多用药的困难,要注意药物的交互作用。但许多老人及家属只知有病,正在吃着其他医院医生给的药,却不知药名,给医生选择用药带来困难。

(8) 老人吃药有的自己非常小心,热衷于仔细阅读药物说明书(是对的,是好事),但是看了之后,注重的是一些药物不良反应(也应该),但是因为该药有不良反应就不敢吃,或者稍微有点反应就吓得要命,拒绝用药,或者反复换药,使得治疗不能足疗程、足剂量,以致产生不了疗效,产生治疗困难,难以治愈疾病。

4.2 老年抑郁症的隐匿性特点是什么?

来门诊看病时,许多患者都会很自然地向医生说出希望给予解决的、最重要的、最使自己痛苦的疾病问题,如感冒、发烧、吃不下、睡不着等等。

把病人最先提出来的,迫切要求解决的问题以及病态体验综合起来,医学名词总称“主诉”。医生常会根据病人的主诉为切入点,针对这一主要问题对病人进行检查、诊断和治疗,所有的疾病的诊治过程大体是一致的。当然,精神病人否认有病,坚决否认自己有精神病是个最典型的例外，但是其家属却会有明确的关于其精神病的主诉，要求医生协助诊治。

老年抑郁症病人，却常常没有提出过心情不好的主诉，常常是以身体不好的症状作为主诉来找医生看病，老人会详细地叙述自己睡不着觉，吃不下饭，全身乏力，有的还说出许多部位的疼痛……就是不会告诉医生："自己的心情不好，高兴不起来！"可能认为"自己心情不好和医生有什么关系？"医生是看病的，当然要告诉的，就是身体如何如何不舒服，好让医生给看看，检查一下，诊断明白了，治好了身体就好了，这就是把心情的忧郁给隐藏了。

老人对自己的身体不舒服的症状会说得十分详细，但却把心情的不愉快，高兴不起来的感觉给忽略了，当医生特别问起：有没有心情不好时，老人会一边承认是有心情不好，但是会强调说："我身体这么多病，这么难受，心情能好得了吗！"他把心情不好，说成是身体不好产生的结果，认为只要身体的病治好了，心情自然会好起来，因此，并不重视自己心情不好的症状，常常不会把心情不好当成第一个要治疗的主诉向医生提出来，临床上把这种特点叫做隐匿性，也就是说，把这一主要的疾病症状给隐藏起来了，当然这绝对不是故意的，而是因为对抑郁症的症状不了解，更不知道心情不好也是一种疾病，世界上还有能把情绪低落，心情不好，治成心情愉快，心情好起来的药吗？这简直是不可思议的事。记得一位患颈椎病的老先生，疼痛难忍，经常想到不如死去，认为活着太受罪了。骨科医生让他到北大六院来找我看看，治疗一下，他表示：自己是试试看，根本不相信到我这里能把他的颈椎病治好……经过我的心理测查，他是在患颈椎病的同时，还有比较重的焦虑、抑郁状态。我一方面给他进行心理治疗，同时，给他用了抗焦虑和抗抑郁药。两周后，他来复诊时，高兴地告诉我："真神了，世界上还有让人高兴的药！"（真的有这种药，这种药叫抗抑郁药，这种药对健康的人没有作用）他告诉医生说："自己的心情好多了，不想死了，生活是美好的，干吗要死呢！还是活着好！而且疼痛也好多了。"这一席发自肺腑的话，是给我的最大的回报。旁边的老伴听他这些话笑得合不拢嘴。这样的例子是非常多的，这就是老年人得抑郁症的一个特点，称隐匿性。说一句不客气的话，这个隐匿性的特点，不仅病人自己有，家属也有，家属也十分关心老人的身体疾病，而不重视老人的心情不好。同样的，其他科的医生们也会在一定的时期内，只重视身体方面的症状，进行各种检查（当然，这是十分重要的，是要排除其他疾病所必须要做的!），只有当检查的结果都正常之后，才会意识到：为什么检查结果都正常呢？或者说从症状或结果上看，并不严重，而为什么病人这么痛苦呢？经过多次对病人的诊治，发现病人的表情痛苦，情绪低落的各种特点，才会想到：会不会是老年抑郁症呢？医生一旦想到了是老年抑郁症的诊断，有的医生会立即采取抗抑郁药加以治疗，在综合医院中常用的药是氟西汀（百优解或氟西汀片）或帕罗西汀（赛乐特）等。有的医生会让病人转院，到精神科或心理科的专科医院去诊断、治疗。也就是说，医生打开了谜底，明确了抑郁症的诊断，这样，就失去了隐匿性的特点。所以，隐匿性的特点是老年抑郁症在诊断的过程中发生的一个过渡的表现形式。

总之，老年抑郁症的第一个重要的特点是：躯体化症状，疑病性和隐匿性。因此，在临床上常常不能早期被识别出来，不能及时地确定诊断，不能及时地进行抗抑郁治疗。

4.3　老年抑郁症的第二个特点是什么？

与焦虑共病是老年抑郁症的最常见，或者说是第二个特点。

在心理科或精神科门诊的诊断病名上，常写着“焦虑抑郁状态”，这个诊断，或者说这个病名，并不确切，是抑郁症？还是焦虑症？这两个疾病在疾病分类学上都明确地存在着，但却没有一个焦虑抑郁症（或病），为什么医生给下这么个诊断呢？

这个病名的诊断意义是：焦虑和抑郁共同存在，称“共病”。

那么什么是焦虑呢？

焦虑也是人类的一种情绪（情感）反应，这种情感体验是一种十分普遍的现象，除非是痴呆、傻子，几乎所有的人都体验过焦虑，不过程度不同而已。例如，学生在考试前的心理紧张；生病时，到医院接受医生检查时，高血压的病人在测查血压时；都会有不同程度的紧张和不安。当听到天灾、战争的预报时，人人都会感到恐慌。这种焦虑是正常的反应，不仅不会对人有害，反而会使人们想方设法去积极地预防不利的事件发生，所以，焦虑对人来说，是一种具有保护性意义的积极的反应。

焦虑是一种情绪反应，其表现是内心的紧张、不安、恐惧、担心，是一种预感到某种不利的情况又无法或难以对付的事件的反应，即将发生的不愉快的情绪。

焦虑的产生有时是有比较明确的原因的，如重大危机、重大问题的来临前、患有某种严重疾病以及受到精神创伤之后等等，都可以产生较强烈的焦虑情绪。如果持续时间不长，可以自行调节，都属于正常范围。人们常说的“草木皆兵”、“风声鹤唳”就是说败兵们的紧张、害怕的焦虑不安的心理。而另一个成语说的：杞人忧天，指的是毫无根据的，天天怕天会塌下来而紧张害怕，说的就是一种病态的焦虑状态。

那么，作为心理障碍所表现的焦虑症状，指的是：没有明确的客观原因，或者客观证据不足的情况下，对于自己或者家人的安全或其他问题感到强烈的紧张、不安、害怕；严重时，坐立不安、坐卧不宁、来回踱步、搓手顿足、到处向人诉说、寻求帮助、唉声叹气，甚至向人下跪等等，焦虑症状还常常伴有植物神经功能紊乱的表现，如心动过速、自觉心跳、头晕、口干、尿频以及产生各种不定部位的疼痛感觉，如肩、背、四肢痛、腹痛、腹胀等。常常同时引起失眠、入睡困难、发生出汗、血压升高等表现。这些症状又可以产生疑病的观念，觉得自己不知得了什么重病。

老年人的抑郁，90％都与焦虑合并存在。因此，使得老人的症状变得复杂了，身体的各种症状比单纯抑郁症状的青壮年人要多得多，程度也严重得多。

焦虑抑郁共病的老人，即使抑郁症状不十分严重，也因为焦虑症状的存在，而显得坐立不安，自认为得了严重的无法医治的重病。经常会反复询问医生："我这个病能治吗？能治好吗？真能治好吗？"甚至问医生："您见过我这样的病吗？"焦虑抑郁状态的老人，自觉的痛苦体验，可以说是世界上最痛苦的疾病，所以，有的老人常常说：真比得癌还痛苦，还不如得其他病呢！

焦虑共病的老人与单纯抑郁症状的老人不同的是：单纯抑郁症状的老人活动少、话少、说话声音低微、表情发僵、痛苦得失去表情，欲哭无泪，也不向人叙述自己的痛苦和悲哀。而且，常常自责或有自罪妄想，常有反复多次的坚决的自杀行为；而合并焦虑的老人话多、反复向别人倾诉自己的痛苦、求助，向人诉说：连死的心都有了，太痛苦了。要求给自己进行各项检查，并突然表示出各种抱怨如认为子女不关心、不照顾等，在医院认为医生的医术不高，不负责任等。遇一点小事就易发脾气，易激惹，过后又后悔。有的病人可有被害妄想和疑病妄想。因此，焦虑与抑郁共病的老人在家中或在医院中都比较挑剔，

“事多”。甚至不让人同情，家人或医护人员会觉得病人把自己的病“夸大”了，常常会冷落了病人。在此情况下，病人的担心，不信任和不满情绪更加重了。

与单纯抑郁症状的老人相比，焦虑共病的老人更加痛苦，特别值得提出的是：自杀率明显高于单纯抑郁症状的老人，因为觉得实在太痛苦，无法忍受，加上认为没人同情与关怀，不如死了。而且，抑郁症的老人精力缺乏，连动都懒得动，也没有精力去安排自杀。而合并焦虑的老人，活动的能力并不减少，有的还比没病时更加不安，有精力，会想办法来安排自杀。因此，自杀的危险率高，自杀的成功率也高，千万千万要严加防范。拿出最大的耐心、细心和关心去照顾这些老人吧！不要事后懊悔万分！也悔之晚矣！

4.4 丧失乐趣是老年抑郁症的特点吗?

当人的心情好时，见到周围的人和事都觉得有意思、高兴、有趣。对于老人来说，看法就不同了，有人认为老年人的生活是：“夕阳无限好，只是近黄昏”，是悲观的情调，但是，也有许多老人，在生活当中，时时体会到老年人的生活也是非常甘甜和美好的，老年人的生活有了自己更加随心所欲，自由安排的时间和空间，把这段年龄称为乐龄。

许多老人把自己的晚年生活进行了各种安排，早上晨练、安排家务、照顾孙子，有的还要去上老年大学，去唱歌、跳舞、学画画、养鱼、养鸟及其他宠物，有的老人爬山，打麻将……生活是规律的，积极的，又是很丰富的。

但是一旦得上抑郁症，这所有的兴趣和爱好都变得索然无味，觉得干什么都没意思，所有的，过去感兴趣的、爱好的，都觉得没兴趣，没意思了，甚至连盼了几天才来的小孙子也觉得不喜爱、还嫌乱、嫌烦了。总之，什么事情都高兴不起来，感觉丧失了享受快乐的能力，好像生活被蒙上了一层阴影，一切都体验不到欢乐，什么都没意思，都是一种莫名的悲哀。

过去是个开朗，爱与人交往的老人，现在见人无话可说，不愿见人，见到别人欢欢乐乐，有说有笑的，觉得有什么可乐的呢？有时还会生气、嫉妒；有时非常羡慕，觉得很奇怪，为什么自己会高兴不起来呢？

仔细想想，为什么会这么痛苦，会高兴不起来呢？事实上，也没什么重大的值得自己不愉快的原因，只是无缘无故的怎么都引不起兴趣。觉得生活枯燥无味，生活失去了意义、失去了乐趣，没有了生活的必要性，自己活着已经毫无价值了……

这种对生活失去乐趣的体验，丧失了享受快乐的能力，高兴不起来，这种情绪低落是老年抑郁症中的典型症状。这是一种疾病的症状，是可以治疗的，而且进行抗抑郁治疗是可以获得痊愈的，是可以恢复生活乐趣的。许多抑郁症老人对自己的疾病抱有怀疑的态度，不认为心情不好，生活没有乐趣是一种病态。因为不疼不痒的，心里不高兴，怎么会是一种疾病呢？尤其是生活上有些挫折，在病前有些引起心情不愉快的原因，就认为是这个原因使自己心情不好，更不认为是病了。

抑郁症的老人，包括许多家属在内，不仅不认为老人心情不好是病态，更不认为这种情绪低落是可以通过药物治疗治好的。为了提高情绪，让老人去旅游，去散心，找亲朋好友陪老人谈心，甚至去求神问卜等等，而不知道应该到心理科、精神科去看病，去服药进行治疗，这样做许多老年病人都可以获得很快的好转，以及痊愈。

总之，丧失对生活的乐趣，丧失了享受快乐的能力，甚至丧失活下去的愿望，认为生不如死等，是老年抑郁症的典型症状。

4.5 为什么有的老人总责备自己呢？甚至认为自己有罪呢？

一个老年人，一生当中，一件错事都没做过，所经历的事情全是对的，恐怕是没有的吧！所以有人说一个是未生出来的胎儿，一个是假人才不会犯错误。当然死去的人，再也不会犯错误了。那么，一个老人说自己某些事情做得不对，本来也不算个什么事情。

问题是，某些老人经常地叙说自己这也不对那也不好，总是懊悔自己对不起亲人，对不起孩子。孩子没考上名牌大学，是自己没有尽到培养子女的责任；认为父母患病，也是自己忘恩负义，没有尽到孝心等等。老人的这种看法这种说法别人都认为太过分了，不符合实际情况。但是老人却为此痛心疾首，不断地责备自己。

这些老人，不仅认为过去自己不好，做了许多错事，还认为自己现在也是一个无能、无用的人，变成了废物，不如别人，给亲人带来麻烦，成了家人的累赘，为此自责。见到亲人为了给自己治疗，花费了时间，耽误了工作，又花了不少金钱，为此，痛苦自己又加重了罪恶，对不起亲人……

有时，也会在亲人的劝说下，觉得自己想得不对头，太过分了，不愿意多想了，但是自己却克制不住这些想法的出现。

这种不断出现的，认为自己这也不好，那也不对的想法称自责，是一种病态的思维，是一种在抑郁心境的基础上产生的观念。

有的老人会找一点小问题上纲，说自己成了罪人，对不起党，对不起国家。记得一位刚刚退休的工程师，十分痛苦地告诉我："自己犯了罪，在退休的时候，没有把家里的公家信封、信纸，还有一个小钉书器交回单位。这是严重的公私不分，侵吞国家资财，是严重的犯罪行为。不知道单位将会如何处罚自己！"这就是老年期抑郁症中常见到的自责、自罪妄想，他说的这件事，任何人都不会认为是一种犯罪行为，而他却坚信是犯了大罪。

在这种自责，甚至是自罪妄想的基础上，老人的表现有：经常悔恨自己的错误，会要求责罚自己，甚至会到单位，公安机关去自首，会自己罚自己进行"劳动改造"，干重活、累活或脏活，不吃好吃的饭菜，甚至拒绝进食，要绝食自杀，有时说自己应该被处分，或者被关押起来。

许多抑郁症老人的自杀原因是因为自责、自罪。认为对不起家人，对不起单位和国家的培养，辜负了老师、父母的期望……

抑郁症老人低头、愁苦、不愿见人、认为没脸面见人。见到亲人就叙说自己的“错误”，认为只有以死谢罪。

这些自责、自罪的老人，心境痛苦异常。一定要帮助他们，认清自己是个极为善良的、为人刚正不阿的，没有这些“错误”的人。这种“错误”是病人在抑郁情绪基础上扣上的莫须有的罪名，老人自己一定要坚强，战胜自己这种自责的心态，树立自信心，排除自己有罪，自己已经无用，一无是处的观念。战胜疾病，坚决克制自己要自裁、自杀的念头。相信只要按时按量服用抗抑郁药治疗，这些病态的观念一定会消除掉，还老人一个充满自信心的、欢乐的心境。

4.6 什么是老年抑郁症的“三无症状”?

所谓“三无症状”指的是老年抑郁症中的比较典型的情绪低落的表现。即是：无用感、无助感和无望感。这三种内心体验，统称为“三无症状”。

(1) 无用感：老年病人认为自己是个无用的人，成了废人，什么也不会干，全身疲乏无力，什么也干不了啦，就是想干，也是有心无力，已病入膏肓。对于社会，对于家庭，对于子女、老伴，全都要别人来照顾，自己什么用处都没有了。

（2）无助感：老年抑郁病人认为自己的病十分严重，特别是在检查的结果没有什么器质性疾病发现时，自认为得了绝症，查不出来或者被诊断成“抑郁症”，自己又不相信，怎么会得抑郁症呢？这抑郁症能治好吗？许许多多的疑问。加上如果出现一些药物的不良反应，这种谁都帮不了自己的念头（无助感）会加重。无助感在许多病人中是普遍存在的，这种无助感也非常痛苦地折磨着老人的心。

当一些老年病人同时还要面对生活上的其他问题的时候，如经济困难、如子女很忙对老人关怀不够或者丧偶独居的老人或者同时身患其他疾病时等等，在这些情况下，病人会感到十分无助，倍感凄凉。

有的老人在门诊治疗时，遇到的医务人员对老人冷淡、检查、解释不耐心，忽视了老人的痛苦体验，老人不仅会哀叹世风日下，更会感到自己的病好不了……认为将不久于人世，只得孤独地忍受痛苦折磨……

（3）无望感：在无用、无助感的同时，常常伴随无望的体验，认为前途毫无希望，活下去已经毫无价值，毫无意义。这时轻生的、厌世的、自杀的念头，会反复地出现在脑海中。有的老人告诉我：“已经没有康复的希望，只有无限的痛苦和烦恼，干吗还要活下去呢？”所以，当一切希望都破灭的时候，自然会选择自杀。

“三无”症状常常是相联系的，自认为已经成了无用处的废人，给子女及亲人带来了许多麻烦，成了家庭的累赘，这种不利的状况，又是任何人都没办法帮助的，只能让自己忍受痛苦与煎熬，让家人感到为难，困难重重，毫无希望，所以，最好的方法就是安乐死，或者自己“解脱”吧！

有这种“三无”症状的老年抑郁症病人常常自杀很坚决，因此，必须严加防范，防止发生意外。

“三无”症状是老年抑郁症中十分常见的症状，但是，在诊治过程中，是不可能从老年病人口中听到老人主动告诉医生及家属的，经常需要耐心地、细致地加以询问，才能问明这三大症状。得知这“三无”症状不仅对诊断明确有帮助，对严防自杀更加有重要意义。

4.7 身体的慢性疾病与抑郁症有什么关系?

有的抑郁症与身体的原来疾病关系不大，但是，对于老年人来说，常常是有一定关系的，甚至关系非常密切。据调查老年抑郁症病人中约有70%以上都合并有慢性疾病。或者说，慢性疾病与老年抑郁症之间关系极为密切。

这可以从两个方面来看：

一方面，有许多慢性疾病的症状中就可以有抑郁、焦虑的症状。例如：甲状腺功能亢进就会出现一系列的情绪症状，如焦虑、抑郁、易激动、易疲劳、情绪明显不稳定等等。如果是甲状腺功能低下时，其临床症状的表现中，可出现精神运动性迟滞（活动减少），疲乏无力，抑郁情绪，性功能减退，甚至会有自杀观念等等，常常会误诊为抑郁症。

更年期的内分泌改变，雌激素水平下降，也可以产生明显的焦虑不安，情绪低落，情绪不稳定等等。过去经常诊断为更年期抑郁症，根据新的精神疾病分类及诊断标准，现把更年期抑郁症并入抑郁症中。

另一方面，许多老人在得了慢性病，特别是比较严重的，目前在治疗上没有特效药物及治疗方法的难以治愈的疾病之后，产生了明显的抑郁情绪。其中主要有：

脑血管病：不管是脑梗死，脑出血还是其他类型的脑血管病，在急性期过后，即经过抢救，进入康复期阶段时，大约半数左右的病人会产生焦虑、抑郁症状：失眠、心烦、坐立不安、不安心进行康复训练。严重时，认为病好不了，拒绝治疗及进行康复训练，这种焦虑、抑郁症状对脑血管病的治疗和康复十分不利，必须对焦虑抑郁症状加以同时治疗。过去在神经内科病房中，医生及护士们认为这些病人是精神病，是性格问题等等，现在绝大多数医护人员都已经清楚地认识这是脑血管病后的焦虑抑郁状态，并会及时地给病人进行治疗。

心血管病，患高血压病后，也会有许多病人发生焦虑及抑郁症状，怕自己的病好不了，不知应该如何治疗，如何用药，应该怎么办。当出现心前区不适感、疼痛、气短、胸闷等症状时，当血压升高，心率加快时，会紧张不安、忧心忡忡、不知所措、心情郁闷……会到处求医问药，失眠、食欲不振……

癌症病人在没有诊断之前，常常一点症状都没有。多数是体检时查出来的，或者在检查其他疾病时突然查出来是癌症。一旦得知自己得了癌症，心理障碍常常立即产生，早期可以表现为不相信，也可以呆若木鸡、迷茫……不久就会恐惧、不安、烦躁、情绪低落、觉得自己倒霉，感到痛苦不堪、无助、无望、甚至会发生拒绝治疗、拒食、欲自杀的念头……这就是癌症病后的适应不良，发生了明显的焦虑抑郁反应。

糖尿病作为一个终身疾病，对于这种疾病不大了解的病人，认为不耽误吃，不耽误喝，不疼不痒的，根本不重视，不在意的大有人在。但是，对于一个对这种疾病比较了解，知道这种病的危害的病人来说，大约有 1/3 的病人会产生焦虑抑郁反应，特别注意自己的饮食，甚至每餐饭都要称称斤两，计算一下热卡，提心吊胆。经常会由于血糖测查的数值变化，而忐忑不安，不知所措。有时会经常关注自己身体的各种不舒服症状，并与糖尿病的合并症联系起来（这是件好事，应该加以细心观察），但是经常的担心疾病，心情忧郁，对糖尿病的治疗却也是非常不利的。

总之，各种慢性病，包括帕金森病、风湿病等等，许多种慢性病都可以和焦虑、抑郁发生共病（合并存在），而老年人又是一个多种慢性病缠身的年龄阶段。因此，在慢性病的基础上，常常合并存在焦虑及抑郁状态，这也是老年抑郁症的特点之一。

如果焦虑抑郁与慢性病关系密切，那么，如身体慢性病治疗获得明显好转的话，焦虑抑郁状态也会随之产生好转。因此，一方面要对焦虑抑郁状态加以治疗。另一方面更要抓紧对原发疾病的治疗。双管齐下，才能获得最好的效果。

4.8 心理社会因素也可以引起抑郁症吗?

什么是心理社会因素呢?

心理社会因素仅是个统称。其实，可以分为心理因素和社会因素两个方面。

心理因素又可以分为心理素质和心理应激两个内容。

心理素质指的是一个人的性格（人格）特点。这是从幼年、青少年、壮年甚至老年，一生的各阶段的成长过程所形成的个性特点。有的人坚强、开朗、外向；有的人内向，遇事易紧张……每个人的差别是很大的。

不同的心理素质对产生焦虑症、抑郁症有着很大的差别。一个神经质特点突出的人，容易发生各种神经症性障碍，如敏感；关注自己身体的人，易发生焦虑症状；童年的精神创伤与抑郁症以及精神疾病都有一定的关系。

心理应激就是人们常常说的精神刺激、精神创伤。实际上，应激事件在人的生活当中是经常存在的，有急性的应激事件，也有慢性的，持续时间很长的慢性应激事件。这些应激事件，对人来说，都要有一定的利害关系，关系越密切，反应越强烈，还要有一定的强度和频度，才可以产生应激反应。

急性的应激事件有：例如突然发生的生活事件，如亲人的生病、亡故、自己突然患病、婚姻的破裂、工作上的突然改变、压力过大以及学生考试失败等等。

慢性应激事件有：例如下岗后发生经济困难、长期的婆媳、夫妻不和、邻里间的矛盾、工作中与领导或同事关系紧张、慢性疾病的困扰，长期照顾年迈多病的老人或老伴等等。

虽然急性、慢性应激对致病的作用不完全相同，但是都可以产生焦虑和抑郁反应。

社会因素指的是人生活在社会的环境之中，而社会这个大环境是经常在发生变动的。人在这个社会的变动当中，会受到各种不同的社会影响，这种影响不仅会影响个人的行为、健康，还会对人的心理健康产生各种有利或不利的影响。

在社会因素中，不同的社会文化对人的影响，如迷信以及各种传统文化对人的影响，还有社会的变革，如近年来的城市化、工业化，农民流入城市，青少年犯罪率上升，人口的老龄化，家庭从大家庭变成核心家庭，对老年人照料的减少等。退休之后生活环境的改变，子女在现代生活中，工作压力，竞争等等，对老人的家庭支持作用的减弱，都会使得缓解心理应激作用的减弱。

总之，这些心理、社会因素到了老年期，常说的一句话是："生活中的事情十有八九都是不利的因素。"老年阶段，从本身的因素上看，疾病多，退休后经济水平下降，社会地位发生变化，社会交往减少，孤独，社会上朋友以及家庭中子女的照料均减少。加上许多急性应激事件的发生，如亲友的生病、亡故……使老人面对死亡的焦虑和担忧加上本身疾病的痛苦都会带来老年人的抑郁情绪……

总之，老年人的心理、社会因素不利因素多，是促发焦虑、抑郁的不可忽视的原因。因此，常常有一种错误认识，认定抑郁症就是对这些应激事件的反应，而且认为这种反应的产生是可以理解的，是不需要治疗的。

我认为：心理应激对老人产生这种心理反应是事实，也是引起抑郁的诱发因素，但是已经发生的抑郁症是一种心理疾病，是应该积极进行治疗的。就如同一个突发的精神创伤可以使得老人的高血压病突然恶化，血压急剧升高，也必须进行积极的治疗一样，抑郁症也应该积极地进行治疗。

4.9　为什么抑郁症的老人会被误诊为痴呆？

许多老年抑郁症患者会以记忆下降、记性不好为主诉，去找医生进行检查、治疗。

一位老年人，自觉记忆力下降了，这个症状必定会被医生所重视。因此，医生会对老人的记忆力进行测查。记忆测查方法是一种心理测查，如果老人心情不好，思考能力下降，反应速度变慢的话，得分的结果必然会下降，那么就会得到一个客观的证明——记忆力下降。

医生还会为了进一步证明记忆力下降的原因，对老人进行头部CT（或MRI）的测查。这种测查会对老人的脑子的器质性疾病的表现加以确定，那么，结果会是怎么样的呢？说实在的，只会有少数老人，得到的结果是：完全正常（未见异常），大多数老人，得到的结果是：××区有腔梗，有的还是多发性的；有的发现有白质脱髓鞘病变等等。有了这些结果之后，那么就从器质性疾病的记忆力下降找到了“铁证”。足以证明，老人的记忆下降的原因是有脑血管病，在脑血管病的基础上，已经有了记忆下降的临床症状，那么诊断为血管性痴呆，医生会告诉病人或家属：“仅仅是早期！”谁听说这个结论会受得了！难道早期就不可怕吗？真是把病人及其家属都会吓坏了！

有的医生会把头部CT或MRI结果为正常的，而病人有记忆力下降的临床症状就认为有轻度脑萎缩的可能，如是诊断为可疑老年性痴呆，真是更吓人了！

实际情况是怎样的呢？我不反对在临床上的确有记忆力下降的老人，就是像上面所述的样子进行诊断程序，早期发现老年性痴呆或血管性痴呆。但是我要提醒的是：抑郁症的老人有80%会出现以记忆下降、自认为是痴呆为主诉进行检查的。老年人在头部CT或MRI出现腔梗（甚至是多发的），出现白质脱髓鞘改变，甚至有轻度脑萎缩者，并不能确诊一定是血管性或老年性痴呆，千万要注意，有很大的可能是老年人的抑郁症。是一种抑郁症性假性痴呆的表现，这是老年抑郁症的一个类型。

简单地把二者加以对比，区分出什么是真痴呆，什么是抑郁症的假性痴呆会对您有帮助。

(1) 从起病到看病的时间快慢来区分：

老年性痴呆或血管性痴呆（下称真痴呆）：起病缓慢，常常以年来推测，大概从记忆下降到门诊看病，可能有2～3年，病人说不清楚何时起病，家属也只能回想个大约几年。

抑郁性痴呆（下称假性痴呆）：起病相对较快，或者说具有亚急性的特点，病人自己体会较深，能体会到1～2个月内，记忆力明显下降的病期。

二者在起病到治疗的时间上差别很大。

(2) 是谁提出来，要求看看是否是痴呆了？

真痴呆的老人自己并不觉得记忆力下降，甚至不认为自己变笨，成为痴呆了。有时进行检查时，连家庭地址，年月日都不知道了，却否认自己的记性不好。也就是说，对自己的痴呆没认识，不感觉有病。

假性痴呆的老人，对自己记性不好，思考问题迟钝，思维变慢，变困难了，感触很深，并对这一症状十分担心。积极、主动地要求进行检查、治疗，怕自己很快就变成了痴呆。

这种对自己的记忆下降，怕得痴呆的认知能力与真痴呆病人相差很大。

(3) 患者的情绪显然是不同的：

真痴呆的老人：虽然早期可以出现焦虑、抑郁情绪（血管性痴呆），但持续时间不长，多数病人处于情感冷淡，对周围漠不关心，有的还会出现无原因地傻哭或傻笑，有的则终日流露着天真的笑容（幸福感——欣快）。

假性痴呆的老人，因为具有明显的抑郁情绪，表现出持续性的情绪低落，唉声叹气，愁容满面。

在情绪的基础上，抑郁症老人，多卧床，少语，少活动，失眠等；而真痴呆的老人在行为上，有其特殊性：有的怕别人偷自己的东西，到处乱藏，乱找东西；有的无目的地乱走，会不认识家而走失，会不认识人，吃过饭说没吃，有的还会无原因地骂人、打人，有攻击行为等。

在情绪和行为等方面的差别也是极其明显的。

(4) 在给病人进行记忆或智力检查时，病人的表现是不同的：

在给真痴呆病人进行智力或记忆测查时，轻的病人回答说“忘了”，重的病人回答出现明显的错误，如是冬天身穿棉衣，医生问病人现在是几月份，是什么季节，病人告诉你：7月，夏天，而且还自认为是对的，无法加以纠正。

但是，假性痴呆的老人，常常说：“不知道”，或者说：“不会”。如果测查者耐心的，却坚持让病人回答时，常常会得到病人正确的答案，不会发生把冬天说成夏天的错误。仔细观察时会发现病人记忆力下降并不明显，只是回答问题时很迟钝，明显的思维缓慢。

(5) 通过治疗，从其疾病的好转快慢，两者有着明显的差别：

真痴呆是属于进行性恶化的疾病，是脑功能的退化。经过治疗，在短期内不发生明显的恶化，就是一种“好转”的话也很少见到病情明显的好转，即见不到病情较大进步和改善。

假性痴呆仅是患抑郁症老年人的一种类型。发生记忆障碍只是暂时的、短时期的表现，一旦抑郁症状好转，记忆障碍也会明显恢复，所以，如果通过治疗1～2 个月，当病人心情好了，记忆力也会恢复。当然，诊断也就确定了。

总之，虽然把老年人的抑郁症诊断为痴呆的情况并不少见，但最后总会诊断明确的。

事情常常是复杂的。临床上我们常常见到把抑郁症的假性痴呆诊断为器质性痴呆；但也经常会忽视器质性痴呆（特别是血管性痴呆）的早期也可以伴随抑郁症状，也就是说，痴呆和抑郁共病，这种情况也常常不被重视。早期痴呆病人对自己的记忆力下降有认识能力时，会产生焦虑不安，情绪低落，这种情况下，也应该在治疗痴呆的同时，对焦虑、抑郁症状加以治疗。而且我们也可以看到焦虑、抑郁症状的好转，对痴呆症状的恶化带来改善。所以，不论是抑郁症具有痴呆的症状，还是痴呆与抑郁共病，积极地进行抗抑郁治疗都是十分必要的，有益的。

4.10 老年抑郁症为什么早期不易被发现?

老年抑郁症的特点是心情低落，而不是身体的各种疾病的表现。如发热、高血压等等疾病都在发生症状之后，很容易被发现，会很快到医院诊治，但是老年抑郁症从发病到明确诊断，并加以系统的治疗，常常需要很长的一段时期。

原因之一：我国的老年人多数一生经历坎坷，对痛苦、疼痛等症状的忍耐力极强，常常是对一点小病尽量地忍着，认为一抗就过去了，不当一回事。老人经常不重视自己的疾病，自己的痛苦。

老人为了不影响孩子的工作，不去麻烦子女，常常也不把自己的痛苦告诉子女，不向子女诉说。有些粗心的、工作忙的子女根本就不会发现自己的父/母有什么痛苦或疾病。有些细心的子女，发现父/母心情不好，不爱活动等表现时，也只会认为“不知道有什么不高兴的事了”，会劝解几句，分析一下认为的确没什么可不愉快的事情，就会不放在心上，过去了，这时有的子女会建议老人去玩玩、旅游，以为这样会让老人开心起来，但实际上，事与愿违，老人仍旧高兴不起来，这所有的安排都无法解脱老人的痛苦。

有时，患抑郁症的老人会有许多身体的症状，如食欲下降、消瘦、失眠、心慌、心悸以及各处不定部位的疼痛等等，有这些症状的老人，当然会到综合医院的内科、神经内科等门诊检查、诊断和治疗。有的还去求神拜佛，寻找各种偏方、保健品等等。如果经过各项检查，都找不出明确的疾病，只能更加重病情，更加担心，不知得了什么病，担心自己的病没被发现。

原因之二：如果在综合医院门诊，经过医生的诊断，初步考虑是抑郁症，或者诊断为焦虑抑郁状态，这时候，应该开始进行系统的治疗了吧！可是，许多老年抑郁症病人，尤其那些与焦虑合并（共病）的老人，对这种诊断不认可、不相信，不明白这是一种什么病，自己怎么会得这种精神病呢？

有了这种想法的老年病人，一方面表示怀疑诊断是否正确，另一方面对去精神科（或者心理科）看病十分紧张，认为精神科门诊一定是一进门就有许多乱打乱闹的“疯子”在那里，一定是个又可怕，又不安全的地方……因此，综合医院的医生让病人到精神科门诊进行系统治疗，病人会千方百计地拖着，能不到精神科治疗就不去，宁可忍受着病痛也不肯迈进精神科门诊。

实际上，目前也有许多家属对精神科的专业门诊不了解，甚至误解，不肯陪同父/母到精神科看病。

所以，病人从开头不认识疾病，有病忍着不看，等到明确诊断是抑郁症之后，对到精神科进行门诊治疗，病人也还要经过一段下决心的时期，当然医生对这种病症的早期发现就会很难，开始系统治疗就更加困难了。

4.11 为什么老年人用药不良反应多?

老年人在用药时，比青壮年人的不良反应多的原因是多方面的：

首先，老年人由于年龄增加（增龄），带来了老年身体内部的各脏器的组织结构、生理功能的退行性改变（衰老性变化）。这些变化对药物在体内的吸收、分布、代谢和排泄过程都带来了极大的影响，从药理作用的观点，称为药代动力学，这些药代动力学的改变，就直接影响到药物的浓度及药物在体内维持的时间。当然，不仅影响到疗效、见效的时间，还影响到药物的不良反应的发生和不良反应的内容。

从药代动力学的特点，逐个分析一下老年人的情况：

(1) 药物的吸收：药物的吸收指的是：药物在未经化学变化之前，进入血流的过程。

一般来说，口服药是经胃、肠道之后，再进入血液循环的，这是药物进入人体的第一个步骤，那么，老年人的胃、肠道的环境与功能的改变，就会对药物的吸收发生最大的影响。许多老人会因为其胃肠黏膜萎缩、肌张力下降，胃肠蠕动减弱，胃排空速度变慢，药物进入小肠的时间变慢。药物在小肠的吸收速度也变慢，因此，会使药物的吸收变缓，使药物达峰时间延长，血药浓度降低，有时还会引起药物吸收减少等等。

(2) 药物的分布：药物分布指的是：药物进入血

循环后，向各组织器官及体液转运的过程。影响药物在体内分布的因素很多，主要有：机体内部的情况（机体组成的成分）、药物与血浆蛋白结合的情况（每种药物是不同的）及药物与组织的结合情况等。

老年人的细胞功能减退，体液因增龄总量减少。脂肪组织增加，非脂肪组织减少。据研究，从20～60岁期间，体液总量下降大约15%，男性脂肪组织从18%增至30%；女性则由33%增至48%※。因此，老年人体内药物分布的特点是：水溶性药物分布减少，如锂盐（水溶性药物）在服用后，会因为浓度增加，容易发生中毒反应；而脂溶性药物分布增加，如苯二氮䓬类（安定、氯硝安定等）、酚噻嗪类（如氯丙嗪、奋乃静等），在老年人体内分布的容积大，更容易引起蓄积中毒。

各种药物与血浆蛋白结合的百分比是不同的，这种结合率保持着动态平衡，而老年人血浆蛋白随增龄会降低，那么就会使游离在血浆中的浓度增加，使药物的不良反应增加。

（3）药物的代谢：多种药物都要在肝脏内代谢，而增龄也给肝脏带来了器质性改变。从20～80岁，肝脏的重量减轻35%，肝血流量从30岁之后每年减少0.3%～1.5%，在65岁时已减少达40%，肝微粒体的酶活性也下降，因为以上这些改变，使某些药物的代谢和清除速度减慢，半衰期延长。因此，药物的不良反应增加，例如，过去经常应用的三环类抗抑郁药物丙咪嗪，青年人的半衰期为20小时，而老年人可以延长到40～60小时，血药浓度也明显上升，很容易发生肝中毒反应，现在已经不用。总之，因为老年人的肝脏代谢缓慢，增加了中毒的危险性，因此老年人用药量应减少。一般认为，应该是青壮年人的1/2～3/4左右，加药也应该缓慢。

（4）药物的排泄：大多数药物都经过肾脏排泄，所以，肾功能的好坏，直接影响到药物排泄的快慢，老年人肾重量减轻，80岁时可减少20%，肾血流量也随增龄下降，65岁老人的肾血流量仅为青年人的40%～50%。肾小球的过滤率也减少，肌酐清除率也下降，总之，这些改变，直接影响着药物的排泄，排泄缓慢，使药物在体内蓄积。药物的不良反应更容易发生，例如肾功能不良的老人服用锂盐时，很容易发生不良反应，严重时会产生中毒。

以上的药代动力学的特点是由于老年人自身的退化性改变引起的。

其次，由于老年人慢性疾病的增加，一个人有几种慢性疾病，同时服用多种药物的现象极为普遍。据调查约有25%的老年病人同时服用4～6种药物。有的多到10种以上，那么，药物与药物之间的交互作用，也使不良反应明显增加。例如老年抑郁症病人如果服用三环类抗抑郁药时，会因为老人的肝脏代谢慢和肾功能下降排泄变慢，不良反应明显，但如果再合并服用氟西汀的话，那么，由于药物之间的CYP450酶的抑制作用（同时抑制CYP 2D6），而不良反应更加严重，甚至会发生震颤、体位性低血压等问题（关于药物的交互作用在第5章治疗中介绍)。

所以，对老年人进行药物治疗时，必须问明老年人同时有什么躯体疾病，正在服用什么药物。在选择用药时，尽量抓住主要问题，减少用药种类，从小剂量、缓慢加药。必须对药物可能产生的不良反应给与足够的重视，防止发生严重的不良反应。

※　以上数字引自：于普林主编．老年医学．北京：人民卫生出版社，2002，73

4.12　老年抑郁症为什么复发率高?

抑郁症是一种慢性病，也是一种高复发率的疾病。因此，疾病分类学上称它为“抑郁发作”，发作的意思就是反复的，一次一次的，出现类似的疾病症状。也就是说一次抑郁症状发生过后，经过治疗好转了，痊愈了之后，还可以再次复发，甚至可以两次，三次，或更多次地发作。

对于老年抑郁症来说，常常表现出更高的复发率，有时还未达到痊愈时，就又恶化了，波动了。这种还未达到痊愈，或者明显好转的时间不长（半年之内），又出现病情的恶化的称复燃（不称复发，只有已经完全好了，达到痊愈，而且超过半年再出现抑郁症状的称复发）。

老年抑郁症的复燃及复发率都比较高，是什么原因呢?

首先，老年人经常对自己的病不重视。表现在：

“见好就收”，只要病情有了好转，就会认为“好多了”，“没关系了”，“不要紧了”。因为怕给子女添麻烦，到医院看病又要排队，又要挂号，还要跑这么远的路，影响工作等等。因此常常还没觉得完全好，就觉得可以忍得过去了，很快中断门诊，中断服药治疗。

老年人常常怕服药会有副作用，怕形成依赖（药瘾），而自己过早地减药或停药，常常会因为自己先减了药，感觉没什么不好，就不愿意再把药加上，对医生的告诫：停药太早会引起病情复发的话，半信半疑，回到家之后我行我素，“还是以不服药为佳”，“免得出现副作用”。

老年人常常很重视节约用钱，退休金又少，如果有其他的慢性病，再用的是自费药的话，的确是个很大的经济负担。因此，只要病一见好，就打算早点减药、停药，越早越好，因此，每次来门诊都要和医生询问或协商，什么时候减药，什么时候停药啊？

中断治疗，过早减药或停药是老年抑郁症复燃或复发的首要原因。

其次，老年阶段是人一生中经常发生不良生活事件的时期。在老年期，面临退休，退休后，经济与原来的有较大差距，社会交往与原来比，变得孤独，参加活动少，乐趣也比原来明显减少；老年时期会遇到子女的成长，子女成长是好事。但是子女组成新家庭，离开父母或者老年人与儿媳等人的矛盾，以及亲朋好友的故去等等。总之，所有的生活事件中十有八九都是不愉快的事件。当这些不愉快的事件降临时，心情都会不愉快，这种现实生活中的不愉快，对于正常心境的老人来说，也会带来一时期的情绪低落。但是正常的老人，会想办法自己去解脱。而患有抑郁症的老人，如果病情未达到痊愈时，会很快引起病情恶化，导致复燃或复发。

另外，许多抑郁症的老人在自己的慢性疾病发生变化或得了一个新的疾病时，焦虑及抑郁症的症状常常会很快地复发，也就是说原来有焦虑抑郁发作的老人，对生活中的不良事件，对身体疾病的精神创伤，耐受能力都有明显的下降。也就是说，在这些心理、社会因素的作用下，疾病的复发率明显增加。

心理社会因素有时是难以由主观控制的，而坚持用药，注意维持用药，巩固治疗，预防复发，这一因素是可以人为地加以控制的。据报道：病情好了之后，停药 2 年的老人与坚持服药 2 年的老人相比，复发率高 6 倍。可见，坚持服药、巩固治疗对预防复发是多么重要，可正是因为许多抑郁症老人认识不到抑郁症好转之后，要达到痊愈，一定不能中断治疗，而痊愈之后，还必须要维持服药治疗的重要性。在当前的医疗中，实际上，抑郁症老人定期门诊随访，坚持复查者仅占少数。因此，老年抑郁症的复发率很高。

4.13　老年抑郁症为什么难治呢?

在临床上，80%的抑郁症病人经过治疗获得好转及痊愈，也有相当一部分抑郁症病人经过抗抑郁药物治疗之后，仅仅部分有效或好转、或根本无效。医生把经过两种或以上的抗抑郁药足剂量、足疗程治疗之后，仍旧不能获得痊愈的抑郁症（包括老年抑郁症在内），称难治性抑郁症。

为什么老年抑郁症会有难治性的特点呢?

老年抑郁症的难治性特点是有多种原因的：

（1）患有抑郁症的老年人开始系统治疗的时期多数已经不是早期，病人常常已经到过各大综合医院经过各科各种检查，有的还经过了治疗，因为无效才到心理科、精神科来治疗，常常是比较重症的。正如某些内科、神经内科医生说的："把那些重症的抑郁病人转到精神科去治，别留着，免得发生危险……"因此，从综合医院转来精神科治疗的抑郁症病人，特别是老年抑郁症病人常常是比较重的，已经是治疗一段时间的，相对较重的病人。

（2）老年抑郁症病人常常身患许多其他躯体疾病，如高血压病、冠心病、脑血管病，如脑血栓、腔隙性脑梗死或者有糖尿病，有的还得过癌症，甚至还在化疗当中等等。有的老人一身多种疾病，因此，不仅症状复杂，正在服用多种治疗躯体疾病的各种药物，如降压药、扩张心血管或脑血管的药物，降糖药，还有许多保健品等等。这些疾病，这些药物，有时会给治疗带来困难，例如狭角性青光眼，就有多种治疗抑郁症的药物不能应用；伴有失眠的病人，也有许多药物不能选择，带来治疗上的困难。这样，就使得治疗的效果差，很可能成为难治性抑郁。

又如，目前冠心病、心肌梗死的病人的新疗法，是进行冠状动脉搭桥术，安装了支架之后，要服用抗凝药华法令，如果得了抑郁症之后，再服用抗抑郁药时，有的抗抑郁药物，如氟西汀、氟伏沙明等会降低华法令的血药浓度，如不注意就会产生不良反应，甚至带来危险。

又如为了治疗高血压病，许多老人都服用复方降压片。该药疗效好、又便宜，所以有的高血压病老人长期服用。但是复方降压片中的一种成分利血平可以引起NE（去甲肾上腺素）和5-HT（5-羟色胺）的消耗，导致发生抑郁。因此，可以认为抑郁症状的产生与长期服用复方降压片有关，所以，在服用抗抑郁药治疗的同时，应该停用复方降压片，改用其他降压药来治疗高血压病。

所以，治疗一个身患多种疾病老人的抑郁症比治疗没有患其他疾病的青壮年，要困难得多。

（3）是老年人本身的特点，年龄的增加，使得身体机能、免疫功能等许多方面的功能产生了衰老，功能下降，如肝、肾功能的降低。这就使得药物进入体内之后，吸收变慢，排泄变慢，容易产生蓄积中毒。不良反应比青壮年人更加突出。而且老年人中枢神经系统对药物的敏感性增加，服药后的不良反应也更加明显。对不良反应的耐受性下降，使得服药后无法耐受，常常会因为不良反应而无法继续治疗，而中断治疗或频繁换药，使得抗抑郁治疗无法达到足剂量、足疗程，因此病症无法获得好转，更谈不上痊愈，这就使得老年抑郁症具有难治性的特点。

(4) 许多抑郁症老人常有认真、固执已见的性格特点。还有的老人伴有易紧张不安、爱思虑的特点。因此在得病之后，更加顾虑重重，对用药十分小心，反复、仔细看药物说明书，对上面的不良反应、注意事项特别地加以研究，对照自己的一些不良反应进行比较，稍有一点不良反应就紧张、害怕，立刻停药。有的病人加药特别小心，医生已经小心注意，让他从半片开始服用，病人还要更加小心，从八分之一或四分之一开始服用，而且增加药量过于缓慢，如此服药对病无效时病人却着急得很，以为只要吃上药就应该见效。也就是说，病人经常不按医生的嘱咐服药。有的病人听别人的“经验”，或者听信广告宣传等等，自行改药、换药，不服从治疗。这种频繁换药，或者服药不足量，常常是导致病情好转慢，难以治愈的重要原因之一。

(5) 老年抑郁症病人经常会产生“见好就收”的现象，病情好转之后，由于各种原因（怕花钱、路远、怕麻烦子女，认为好了没关系等等）不坚持治疗，不进行维持治疗，巩固治疗，不重视预防复发，较早地不来门诊复查，停止服用维持治疗药物。因而，常常会发生病情的复燃或者复发，多次的病情反复或恶化、痊愈后又复发，导致治疗困难，成为难治性抑郁症也是十分常见的原因之一。

总之，老年抑郁症的治疗难点很多，由于年龄特点，躯体功能下降等多种原因，具有难治性特点，必须抓住疾病早期，在疾病轻症时，进行系统治疗，应用足剂量、足疗程的治疗，并在获得好转、痊愈后坚持巩固治疗，预防复发。

4.14 老年抑郁症有什么危害性?

老年人患抑郁症的危害性可以从三个方面来看。

(1) 患抑郁症的老人由于情绪低落、精神痛苦，各种身体的症状，如不定部位的疼痛、消化道症状：无食欲，吃什么都没有味道，不思饮食，有的还有腹胀、腹泻或者便秘；吃不下东西会引起明显的消瘦；失眠，有的老人入睡困难，有的早醒，有的中途多次醒来，难以再睡，失眠的痛苦，令老人烦躁不安；许多抑郁症的老人全身乏力、懒散，多卧床，什么都懒得干，也无力去干，也没有兴趣去干，这些老人丧失了原来的兴趣和爱好。原来把退休生活安排得井井有条，早上晨练，上早市采购一天的吃食、青菜、水果等等，然后回家休息，参加社区的老年活动站的各种活动，有的还要打打麻将等等。得了抑郁症之后，因为丧失了乐趣，干什么都觉得没有意思，把所有的这些平日的安排都打乱了，都取消不干了，改变了生活的规律性，变得愁眉不展，终日呆坐在家里或者多卧床，变得少语，不愿见人，和家人也很少说话，连平日里最喜爱的孙子也不愿看了，甚至嫌乱，怕吵闹，有的抑郁症老人还很容易焦虑不安（与焦虑共病者），为一点小事就发脾气，克制能力很差，容易挑剔别人，因此，给原来和和睦睦的家庭气氛，带来很大的变化。这种种改变都会给老人的生活质量带来很大的冲击。不仅影响老人自己，还影响了老人的整个家庭：蒙上了一层痛苦的阴影。

(2) 抑郁症不仅可以由于躯体疾病产生，还可以在抑郁症的基础上引发出其他的躯体疾病，这种现象在临床上是非常多见的，例如，高血压病在病人心情紧张时，血压增高，当抑郁心情时，也会引起血压升高；又如，脑血管病，也会因心情不好，作为诱发因素引起脑血管病的复发……一位血糖控制较好的糖尿病老人也会因为心情不好，引起血糖的增高、糖尿病的恶化；由于抑郁症老人的较长时期的食欲下降，带来的营养不良也不少见。甚至少数引起营养不良性贫血等等，由于抑郁症老人疲乏无力，特别是服药产生的不良反应等原因，行走不利落，常会摔跤，发生骨折等等一些更多的问题。

总之，抑郁症的老人在抑郁的基础上，带来的是其他疾病的同病率的增加，甚至引起死亡这种危害也是不容忽视的。

(3) 老年抑郁症的最大危害是死亡率增加，在这个问题上，老年抑郁症的老人由于精神痛苦，由于丧失了享受快乐的能力，由于自觉精力缺乏，或者认为自己变得无用、无助和没有希望，产生了自杀观念，甚至发生自杀行为，一旦家人没发现或者没重视，就可能导致自杀成功，这是最大的危害，直接的危害。除了抑郁症老人自杀之外，由于抑郁症老人发生的同病，如伴有心脏病，骨折之后引起的肺炎；因为药物不良反应带来的肾衰；由于血糖升高带来的糖尿病恶化，或者低血糖昏迷；脑血管意外等等各种疾病也可以导致死亡率的明显增加，这些就是患抑郁症老人间接的死亡率增加的原因，是间接的危害性。

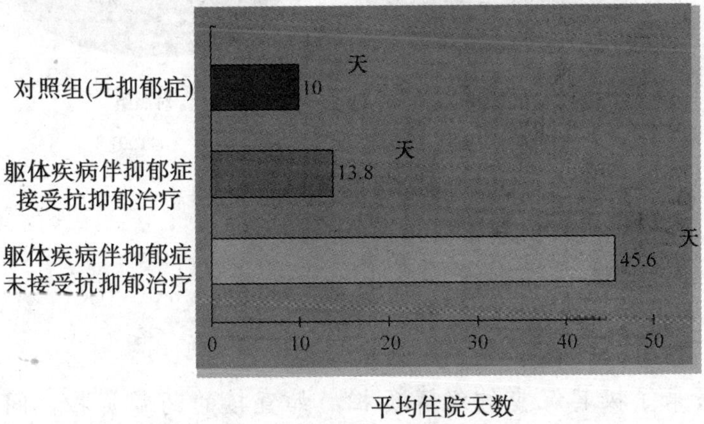

抑郁症使慢性躯体疾病患者的住院时间延长

（Laurie et al，1993）

老年抑郁症是个慢性疾病过程，对老人的危害性是多方面的。近年来，有些研究认为：老年抑郁症老人的脑部的器质性病变也可能是发病的基础，发现部分病人有脑萎缩，特别是 MRI 发现额叶、颞叶萎缩明显，发现脑沟及脑室扩大，因此，提出血管性抑郁的假设，认为吸烟、糖尿病、高脂血症诱发脑血管病，脑血管病又伴发抑郁症。这类抑郁症疗效差，逐渐地发生记忆障碍，是发生痴呆（血管性痴呆和阿尔采默氏病性痴呆）的高危因素。

老年抑郁症不仅给病人带来极大的精神痛苦，还

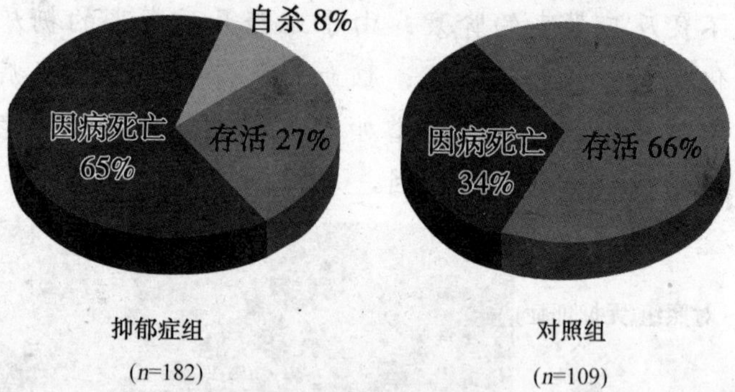

抑郁症导致躯体疾病的死亡率上升

(30～40 年的随访研究)

(Winokur& Tsuang，1975)

以上图表由惠氏制药有限公司提供

带来了极其沉重的经济负担，如直接的药费负担，间接的家属照料，误工，住院以及增加的其他躯体疾病，药物不良反应等等各种的其他经济多方面的负担，这些间接的负担有时远远超过直接的药费的负担。

总之，积极地治疗老年抑郁症，将老年抑郁症的危害降低到最小程度，是非常重要的。

4.15　老年抑郁症为什么自杀率高?

首先介绍一下自杀的概念：

众所周知，自杀就是自己杀死自己的行为。自杀又称自尽、自决、自裁等等，是自己给自己施加的可以造成死亡后果的行为，又称成功自杀。

自杀行为之后，并未造成死亡的情况，称为自杀未遂。指的是决心要自杀，但未获得成功。

有自杀的想法，并没有付诸行动。也就是说，想死，愿意去死，但没有行为的称自杀意念（自杀观念）。

许多人不愿谈自杀问题，实际上，自杀与人类文明同时出现。《不列颠百科全书》指出："迄今尚无不存在自杀的社会。"从原始人就有自杀，不仅人类有自杀，连动物都有自杀，甚至还有集体自杀行为，这是人所共知的。

自杀是种社会现象，也是医学问题，人要结束自己的生命有各种原因，而与医学关系密切的是因为精神疾病发生的自杀，以及因为躯体疾病发生的自杀。

因为躯体疾病自杀的病人，一方面是因为对自己的躯体疾病的性质、诊断、预后不良等等感到事态严重，认为是无法治愈的，如患癌症的病人，认为癌症是不治之症等等，对自己疾病的焦虑与担忧，感到无望，放弃治疗，不如一死。

一方面由于慢性疾病给自己带来巨大的经济负担，给家庭带来灾难性的困难等等，在感到无可奈何、失望与无助的情绪之下走上绝路。

也有的是因为躯体疾病难以忍受的症状，如疼痛或其他痛苦等症状，使得病人难以支撑下去，而产生放弃生活下去的勇气。

躯体疾病时，不仅自己痛苦，给家庭带来的负担不仅是经济上的，还有许多其他问题。对于老年病人来说，看到影响了子女的工作、休息，影响了老伴的身体等等，会觉得自己成了家庭的负担，累赘等等，加之自己的疾病长期下去，没有好的希望。因此，会想到“不如解脱”，自己不受罪，亲人也不用受累，而产生自决的念头。

如上所述，躯体疾病后产生的无望、无助以及焦虑、担心疾病的不良预后、苦闷自己拖累了亲人的种种心理压力，是种什么状态呢？实际上就是躯体疾病所引起的焦虑抑郁综合征（焦虑抑郁共病状态）。也可以认为就是躯体疾病与焦虑及抑郁的共病。如果只有躯体疾病不会有躯体疾病引起的自杀观念以及自杀行为。一个人不管得了什么病，都希望能治好，都抱着治好的愿望，积极求治，想方设法地要找办法来进行治疗，但是一旦从心理上，认为“好不了啦”，觉得这么长期的活下去太痛苦了……也就是说产生了抑郁心境，那时，不仅躯体疾病会明显恶化，而且明显的自杀的念头和自杀的行为随之产生。

所以，患有躯体疾病的病人的自杀原因，多数是在躯体疾病的基础上，产生的焦虑抑郁综合征而带来的不幸后果，而且明显的是以老年病人占绝大多数。

因为精神疾病发生的自杀，可以认为是导致自杀的主要原因。精神疾病自杀者占整个自杀者的30%～40%，各类精神病的自杀率为51/10万，比一般人口的自杀率大6倍（Hirschfeld等，1988）到12倍（Evenson等，1982）。※在精神疾病中，抑郁症的自杀者占全部精神病自杀的25%，足见抑郁症的自杀率是非常高的。

在抑郁症中，老年抑郁症的自杀率更高。

其原因主要有：

①老年抑郁症病人合并存在躯体疾病多，比青壮年人更加痛苦；

②老年抑郁症病人在生活中遇到的不幸事件、困难问题以及家庭矛盾和困境等问题更多；

③老年抑郁症与焦虑共病多；

④抑郁情绪严重，明显地丧失兴趣，“三无”症状突出，导致自杀观念严重；

⑤老年抑郁症病人常常自责、罪恶感较严重，因此经常产生要“解脱”、“自裁”等想法；

⑥老年抑郁症的治疗困难，常有复燃或复发，因此，容易对治疗丧失信心，产生轻生观念；

⑦一旦产生自杀观念之后，老年人自认已经老了，再生存下去只会给自己带来痛苦，给亲人带来负担和累赘。因此，会有一种视死如归之感，会毫不犹豫，不像青壮年人会顾虑自己一死，上有老，下有小，怎么办，常常顾虑多，犹豫不决，而老人决心大，因此，常会付诸行动，产生自杀行为；

⑧老年抑郁症病人一旦决定选择自杀之后，常常会进行计划、安排，为了使别人（亲人、照顾者，如果是住院的话，包括医护人员在内）不发现自己的自杀企图，常会伪装病情好转，使别人放松对自己的警惕。例如，表情显得愉快、轻松，表示自己的心情比前几天好多了……安排会见自己想念的人……然后选择别人照顾比较松、出现漏洞的机会，完成自杀行为。因此，由于有精心的，预先的安排，老年抑郁症病人的自杀成功率比较高。

总之，在整个的自杀人口中，老年是一个高发的年龄段，而在自杀的老年人中，老年抑郁症及躯体疾病所致的焦虑抑郁共病是十分重要的原因。

预防老年抑郁症及躯体疾病引起的焦虑抑郁综合征病人的自杀，首先是要明确诊断。明确诊断之后，无论病情是轻、还是严重；是早期，还是已经是恢复期的病人（在病情缓解期时，一旦症状复燃或复发，由于丧失治疗信心，很快采取自杀行为的老人，并不少见！）都要严防自杀。

预防自杀的关键是治疗的疗效，症状好转，自杀观念就会消失。因此抓紧治疗是十分重要的，如果自杀观念严重，应该住院进行治疗。在家里护理，经常是不安全的，无法防范的，防止发生自杀行为是住院治疗的重要原因，如果在家里照顾就要 24 小时有人陪伴，尤其在清晨，人们尚在熟睡时更加危险！

要预防自杀，必须细致地观察病情变化，许多准备自杀、有自杀观念的老人，都会把轻生的想法说出来，这是一个“警报”，一定要重视，决不可等闲视之！此时要立即到心理科或精神科门诊，找医生进行咨询、寻求指导和帮助！医生会指导家属如何进行预防自杀的方法。

另外，自杀和遗传也有一定的关系，如果病人的家族中，特别是直系亲属中有自杀史时，对病人自杀的防范一定要加强，防止发生自杀行为也是十分重要的！

虽然老年抑郁症的自杀率高。但是，也是完全可以预防的。要有信心，有耐心，细致地进行防范。加强治疗，取得缓解或痊愈，自杀观念自然消失了。

在预防自杀的抗抑郁治疗中，药物治疗和心理治疗的合并治疗会取得更好的疗效。

※ 以上数字引自：沈渔邨主编．精神病学．第4版．北京：人民卫生出版社，2001，609

5 关于抑郁症的治疗

5.1 什么是抗抑郁药?

抗抑郁药指的是一类可以提高情绪，治疗各种抑郁障碍的药物，这类药物也有预防抑郁发作的功能，对正常人并没有提高情绪的作用。

当前，对抗抑郁药的研究发现，抗抑郁药不仅有抗抑郁的作用，还同时具有抗焦虑的作用，因此，对焦虑症、强迫症、惊恐发作以及创伤后应激障碍等疾病也有较好疗效。部分精神分裂症后抑郁合并服用抗抑郁药可取得较好疗效。

对于许多具有慢性躯体疾病的老人，常常具有焦虑抑郁共病者，也常需要服用抗抑郁药治疗，并有较好疗效。

抗抑郁药的发展史：

从20世纪50年代以来，首先被开发的抗抑郁药是单胺氧化酶抑制剂（MAOI），因为严重的毒副作用，逐渐被淘汰。第二类抗抑郁剂是三环类抗抑郁药（TCA），其中常用药有：多虑平、阿米替林、氯丙咪嗪等药，三环类抗抑郁药是非选择性地增强去甲肾上腺素和5-羟色胺的活性，同时对组胺能、胆碱能和肾上腺素能受体也具有明显拮抗作用的药物，但药物引起的不良反应较多，目前被称为典型（或者称标准、常规或传统）抗抑郁药。

随着科技的进步，新一代，非典型抗抑郁药不断被研制成功，20 世纪 80 年代的 5-羟色胺再摄取抑制剂（SSRI）；对 5-羟色胺具有选择性，而且药物作用机制单一，其疗效与 TCA 差不多，但其安全性、耐受性和不良反应方面均有较大改进，目前在临床上广泛应用，主要药物有五种，即氟西汀、帕罗西汀、舍曲林、氟伏沙明和西酞普兰。

之后问世的是5-羟色胺和去甲肾上腺素再摄取抑制剂（SNRI）：具有对 5-羟色胺和去甲肾上腺素的双重抑制作用，在疗效上有一定的优势，目前临床上应用的药物是文拉法辛。

20 世纪 90 年代之后的新药是去甲肾上腺素和特异性 5-羟色胺能抗抑郁药（NaSSA）：该类药有目的地加强去甲肾上腺素和 5-羟色胺的神经传导，而不激活 5-羟色胺受体（5-HT2 和 5-HT3），避免了 5-羟色胺再摄取抑制剂等药常见的不良反应，对焦虑有效，而且起效较快。

新的可逆性单胺氧化酶抑制剂——吗氯贝胺被研制出来，成为新一代的单胺氧化酶抑制剂，克服了原来的 MAOI 的严重不良反应，作为治疗难治性抑郁症选择药之一。

总之，当前在临床中应用的抗抑郁药种类很多，还有美抒玉、米安舍林等药。由草药研制成的路优泰，对轻症抑郁有一定疗效。抗精神病药中的舒必利、甲硫达嗪也有抗抑郁、抗焦虑作用。

合理地、恰当地，针对病人的个体特点，如抑郁程度不同，躯体疾病的有无，体质情况等方面的不同，以及病人正在服用其他药物等等情况的不同来对各种抗抑郁药加以分析，进行选择，制定出系统的用药计划是十分重要的。

5.2 三环类抗抑郁药的疗效，有什么不良反应？

目前在临床上，常用的三环类抗抑郁药有：氯丙咪嗪、阿米替林、多塞平（多虑平）和马普替林（有些药理书中把马普替林作为四环类抗抑郁剂，因为无论是在疗效上，还是不良反应上均与三环类相似，故放在此处一起介绍）。

三环类（TCA）抗抑郁剂口服吸收快，血药浓度2～8小时达峰值。主要分布在脑、心及肝脏等器官，以脑中含量较高。TCA与血浆蛋白结合率高达90%，游离的TCA仅有10%，因此，急性中毒进行血液透析也不容易清除。另外，也只有这10%的未被结合的游离部分才起到治疗作用，而药物与蛋白结合的能力存在个体差异，因此，不同病人所采用的剂量个体差异很大，必须加以注意！

TCA的半衰期长，以阿米替林为例，半衰期9～24小时。而具有活性的代谢物去甲替林的半衰期更长，达14～76小时。在治疗中重复给予同等剂量的药物时，在1～3周才达到血浆稳态的药物浓度，而且不同的病人，同等剂量，稳态血浓度可相差10～40倍。多数研究者认为：稳态血浓度与临床疗效关系密切，与不良反应的关系也很密切，可见服用同样的剂量药物疗效不同，药物的不良反应也相差甚远。

血浆药物浓度的影响因素有很多：某些药物合用对TCA类药血浆浓度有很大影响，例如卡马西平、酒精、苯巴比妥等药，可使其血浆浓度下降，而利他灵、氯丙嗪、氟哌啶醇、氟西汀、甲状腺素等药可使其血浆浓度增高。因此，在进行合并用药时，千万要看药物说明书中的药物交互作用一栏中的提示，以免发生交互作用及不良反应。

年龄与药物的血浆浓度有关：老年人由于代谢缓慢，血浆浓度比青年人在同样剂量之下，血浆浓度高2倍，所以老人用药量要少，至少比青年人少一半。

吸烟：据研究吸烟者比不吸烟者TCA的血浆浓度低两倍，因此吸烟的人要达到治疗效果就要增加药量，而药量增加，不良反应也增加。

影响三环类抗抑郁药血浓度的药物

药　物	血浓度	可能机理
巴比妥类	↓	酶诱导
水合氯醛	↓	
苯二氮䓬类	↓	
抗惊厥药	↓	

续表

药　物	血浓度	可能机理
慢性酒中毒	↓	
吸烟	↓	
盐酸苯海索	↓	↓胃肠吸收
甲状腺激素	无改变	
锂盐	无改变	
急性酒中毒	↑	酶抑制
哌醋甲酯	↑	
氟苯丙胺	↑	
氟西汀	↑	
抗精神病药	↑	
氯霉素	↑	
异烟肼	↑	
双硫醒	↑	
甲氰咪胍	↑	
红霉素	↑	
口服避孕药	↑	
β-阻滞剂	↑	
肝病	↑	代谢功能差
老人	↑	代谢功能差
肾病	↑	排泄减少

引自：沈渔邨主编．精神病学．第4版，北京：人民卫生出版社，2001，689

因此，吸烟者对服用TCA药物是很不利的！

肝、肾功能对血浆浓度也有一定的影响：TCA由肝脏代谢，由肾脏排出，如果肝、肾功能不良，药物代谢变慢，排泄变慢，血浆浓度增加，增加了药物的不良反应。

血浆药物浓度的个体差异很大，因此，在不同的病人，用药时均应从小剂量开始，缓慢加药，密切观察其不良反应。

TCA的疗效：

对抑郁症、焦虑症、强迫症（以氯丙咪嗪最适当），惊恐障碍及其他如精神分裂症后抑郁等均有效，但其治疗效果因人而异，有下列三种情况：

(1) 获得缓解，痊愈疗效后，应继续巩固和维持治疗，防止复发。

(2) 部分有效：如果足剂量、足疗程之后，仅有部分疗效，可换药，也可加药，或者与其他合用，如加增效剂，如锂盐、甲状腺素等。如仍无效，应换药。

(2) 无反应：在服用TCA药物足剂量之后4～6周，甚至8周仍无反应者，应换药。经双盲法研究证实，TCA无效者约50%换用SSRI，则有效。

不良反应：列表如下。

TCA的常见与不常见的副作用

	常见	不常见
拟交感胺作用	心动过速	激越
	震颤	失眠
	多汗	精神病性症状加剧
抗胆碱能	视物模糊	青光眼加剧
	便秘	麻痹性肠梗阻
	排尿困难	尿潴留
	脑子不清醒	谵妄

续表

	常见	不常见
心血管	体位性低血压 EKG 异常	传导阻滞 心律失常 猝死
神经系统	镇静，震颤 EEG 改变 头疼	抽搐
代谢内分泌	体重增加 性功能障碍	男子女性型乳房 闭经
其他	体重增加	皮疹、胆汁淤积性黄疸、粒细胞缺乏症

引自：沈渔邨主编．精神病学．第 4 版．北京：人民卫生出版社，2001，687～688

从上表可见，TCA 类药常见的和较少见的不良反应较多，而较少见的不良反应中，有的还有一定的危险性，如麻痹性肠梗阻，如不及时处理，严重者需进行胃肠减压，如还不行甚至需做外科手术；尿潴留也需进行导尿；而发生谵妄状态者也会给病人带来一定的危险；心血管毒性对儿童及老年人也尤为严重。曾有报道服用去甲丙咪嗪有数例骤死的病例。

凡心肌梗死后，特别是急性、器质性心脏病，心律失常，束支传导阻滞的病人最好不用 TCA。

另外，TCA“转躁”的现象也不少见。因此，对于双相情感障碍的病人，当发生抑郁时，服用 TCA，应在病情缓解的几周内减药，并逐渐停药，防止发生“转躁”现象。

值得注意的是：TCA 有致畸作用，虽然目前尚无确切的证据，也应加以注意。临床应用丙咪嗪及阿米替林未发现致畸作用，如必须服用时，可选择服用阿米替林。

过量问题：一次过量服用，如顿服1000mg可发生严重中毒症状，2000mg可致死，死亡原因主要是心脏毒性，因此，医生要注意在开药时，如无亲属陪同的病人，不可处方量太多，防止发生过量服用，最好由家属陪同再给药，有家属陪同时，千万叮嘱家属保管好药物，防止服药过量！也要注意不要让儿童误服！

在治疗终止时，不要突然停药，如突然停药可发生停药反应。停药反应的表现有：

①失眠、易惊醒、多噩梦；

②胃肠道不适感，腹泻较多见；

③情绪波动，不稳定，易烦躁，发脾气，焦虑不安或轻躁狂；

④运动性不安、抽动、抽搐；

⑤其他：唾液增多、流涎，心律失常。

停药反应多数在末次服药后12～48小时发生，可持续2周左右。因此应缓慢减药，如症状严重应及时到精神科门诊治疗。

如果怀孕时服药，新生儿出生后也可发生停药反应。症状为：呼吸困难、紫绀、吸吮反射迟钝、哭闹不安，因此，母孕期尽可能禁用TCA，如已服药，应在临产前2～3个月时逐渐停药，防止发生新生儿的意外危险。

哺乳的母亲也应禁用TCA，TCA也可从乳汁中排泄，对哺乳婴儿不利。

TCA的药物交互作用：主要是兴奋或抑制肝细

胞内非特异性细胞色素P450酶系统，该酶诱导药加强代谢，使血药浓度降低，反之，该酶抑制减慢代谢，则使血药浓度增高。吸烟和饮酒均可使血药浓度下降，对治疗的疗效下降。而与氟西汀，抗精神病药（如氯丙嗪、氟哌啶醇等药）合用，可使血浓度升高，带来不良反应增加，严重时有生命危险。

近年来，有一美国的36岁男性病人的死亡引起我巨大的震惊！此病人过去曾患抑郁症，过去服用TCA及SSRI都有效，但效果不满意。此次因希望早些好转，以免失去工作，而采用联合用药，处方为：阿米替林150mg/d，氟西汀40mg/d。几周后，发现病人意外死亡，经尸检发现体内阿米替林浓度达到中毒水平，认定为自杀。但是，经过进一步的检查分析，发现一个奇怪现象，如果是服用过量阿米替林自杀的话，胃内液体的阿米替林及去甲阿米替林的比值应该最高，血液中次之，深层组织中含量应该最低，但是，病人的这三种组织标本中的阿米替林比值是一样多。因此认为不是一次过量服用，而是由于氟西汀阻断了阿米替林在P450酶中CYP 2D6的代谢，使得阿米替林的血药浓度升高，从150mg变成了900mg/d的剂量，达到了中毒剂量，导致中毒死亡，并非是病人死于自杀。※

※ 此病例由杨森制药有限公司资料提供

常用剂量：

服用方法，均为口服，多虑平、阿米替林、氯丙咪嗪和马普替林都是25mg/片。开始服用时都应该从小剂量开始，有些医生喜欢用每日三次，每次1片开始，我认为是不可取的，尤其对老人更不合适，应该在用药的第一天晚上服用1片（25mg），如果不良反应明显，应在第二日晚仍服1片；如果无不良反应，次日晚可增加至2片（50mg）。如果仍无不良反应可再逐渐加量，加至中午1片，晚上2片，此剂量可应用4～5天。对一部分老人来讲，也可能就会有一定的疗效，如有效，可观察至2周。如无效可再加至100～150mg/d。服药方法可早上量少，中午量多一点，晚上量最多。这种用法可减轻白天的镇静等不良反应。

老人的用药量仅为青壮年人的1/2～1/3即可，所以成人用量约为100～300mg/d。老年人仅用100～150mg/d即可。

总之，TCA是治疗抑郁症的有效药物，但药物的不良反应较多，尤其对老年人用药更应小心，防止药物不良反应。

5.3 什么是单胺氧化酶抑制剂？

单胺氧化酶抑制剂（MAOI）的异丙肼是20世纪50年代第一个被发现的抗抑郁药，由于有严重的毒副作用，很快被TCA所替代。20世纪80年代又对这类药物产生了兴趣，约有10种新的NAO-A抑制剂在开发中，吗氯贝胺于1989年在欧洲上市。据欧洲的研究，其疗效与TCA等效，经过2000余例病人的聚类分析表明，对单相抑郁、双相抑郁、老年性抑郁均有效，近年来也用于治疗焦虑症、惊恐障碍及心境恶劣等疾病。

吗氯贝胺是一种苯甲酰胺类抗抑郁药，虽然有对MAO抑制作用的选择性，又具有可逆性。因此，既保留了老一代MAOI的抗抑郁效应，又避免了老一代MAOI的许多不良反应。

吗氯贝胺清除半衰期约2小时，且不受年龄影响，耐受性较好，无抗胆碱能不良反应，也无心脏传导的抑制作用。

吗氯贝胺的剂量为150～600mg/d，给药4～6周的重性抑郁症有效率可达60%～70%，与服用阿米替林125～250mg/d的疗效相当。服用时也应从小剂量开始，300～450mg/d分2～3次服用，从第二周起再加至600mg/d。

不良反应：

过去应用的不可逆的、非选择性的MAOI的常见的不良反应有：失眠、紧张、头痛、体位性低血压、口干、排尿困难、便秘、皮疹。

严重的不良反应是高血压危象和急性中毒性肝损害。过量急性中毒时，可发生高热、谵妄、惊厥、昏迷，直至死亡。

新一代是可逆性的，选择性的MAOI，因其具有高度的特异性，不会产生上述的严重的不良反应。而且与TCA相比，口干、震颤、出汗、疲乏、心悸、视物模糊以及便秘等不良反应均比TCA较少。吗氯贝胺常见的不良反应是：头晕、恶心、失眠，其他不良反应少。过量服用时也显示毒性较小，过量达20g时，引起困倦、定向力障碍，但没有生命危险。

在临床应用中，值得注意的问题是：

（1）禁食含丰富酪胺的食物（含酪胺的食物如奶酪、啤酒、酵母及发酵的食物等）。食用后大约2小时会发生严重的不良反应即高血压危相。表现为剧烈的头痛、心悸、呕吐、出汗、面部潮红、烦躁不安、血压升高，严重时可导致脑出血，甚至死亡，新一代MAOI的吗氯贝胺虽经研究认为不良反应少，可以不需严格进行食物控制，但是为了安全起见，还是不宜进食大量的含酪胺食物为佳。

（2）禁与交感胺、TCA类、SSRI类、SNRI类等抗抑郁药联用，防止发生5-羟色胺综合征。

因为门诊给药时，对某些病人不遵医嘱，自行加药、换药等问题出现较多，而且难以控制。因此，在门诊如服用吗氯贝胺的话，一定要把与其他抗抑郁药合用或换用时可能会发生的危险向病人及其家属进行慎重交代，最好让病人及其家属看看药物说明书，或者书写一张条子注明注意事项。并应在病历中加以注明，必要时要让病人及其家属进行签字，防止发生问题时，以此为凭证。在此郑重地提醒医生，病人及家属。

5.4 什么是5-羟色胺再摄取抑制剂?

过去对精神药物的研制纯粹是经验性的，许多药物的发现都带有偶然性，例如在进行酚噻嗪类抗精神病药的研制中，发现了三环类抗抑郁药可以治疗抑郁，而当今的药理学研究是根据抑郁症的大脑中5-羟色胺的缺乏假说为依据，因此，有针对性地研制了5-

羟色胺再摄取抑制剂（SSRI）。

SSRI类药物在我国广泛应用的有五种，号称“五朵金花”。即是氟西汀（进口的有百优解，国产的有氟西汀胶囊，氟西汀片剂等）、帕罗西汀（赛乐特）、舍曲林（左洛复）、氟伏草胺（氟伏沙明）及西酞普兰（喜普妙）。这五种药物虽然为同一类药物，化学结构各有不同，所以其药代学及药效也各有不同。

药代动力学：

吸收：口服，经胃肠道吸收，给药后90%以上迅速吸收到循环系统。

蛋白结合率：氟西汀、帕罗西汀和舍曲林的蛋白结合率很高（＞90%），分布容积大，而西酞普兰和氟伏沙明的蛋白结合率较低，分布容积也较低。蛋白结合率高的舍曲林等药与其他蛋白结合率高的药物合并应用时，如与氟哌啶醇合用时，会使SSRI游离血浓度增高，引起不良反应。

活性代谢产物：

SSRI类中五种药物的活性代谢产物也有较大的差别。帕罗西汀和氟伏沙明的代谢产物无活性，西酞普兰的代谢产物是低活性的，舍曲林的代谢产物去甲舍曲林的作用强度是舍曲林的1/10，血药浓度比舍曲林高1.5倍。因此，在临床上认为去甲舍曲林的作用可以忽略不计。而氟西汀的代谢产物去甲氟西汀对5-羟色胺的回收抑制作用是氟西汀的3倍，在服药几周后，血中去甲氟西汀的浓度是氟西汀的2～3倍，因此，去甲氟西汀在药理反应中起重要的（主要的）作用。正因为如此，测定氟西汀的稳态血浓度需要2周，而去甲氟西汀达到稳态血浓度则需2个月，这个问题可以从其利弊上看，一位抑郁症病人如果1～2天忘记服药，如果服用的药是氟西汀就没关系，但从停药或换用其他药（如换用MAOI）时，则需等待氟西汀至少停用3～5周才允许换药，防止发生不良反应。

而从另一方面看，这位老人如果服用帕罗西汀或氟伏沙明，突然停药时容易发生撤药反应，主要症状为抑郁症状的复燃或复发，因此，应逐渐减药，以免发生这类反应。

SSRI代谢的个体差异很大，随着年龄增加SSRI的代谢速度变慢。老年人每天服用西酞普兰20mg后血药浓度可达到青年人的4倍；服用相同剂量的氟西汀时，老年人的血药浓度是青年人的2倍；帕罗西汀则增加70%。※因此，在临床用药上，老年人应用SSRI可能因血浓度高而容易发生不良反应，从而常常因药物的不良反应，影响老年病人的用药依从性。五种药物由于年龄影响的程度，依次为：西酞普兰＞帕罗西汀≥氟西汀＞舍曲林≥氟伏沙明。

SSRI的清除：通过氧化代谢进行清除，最后经肾脏排出体外，如果肝、肾疾病时，可以影响SSRI的清除，肝硬化引起半衰期延长一倍。肾衰竭的病人，因肾功能减退，使之排泄变慢，会使代谢物累积，血药浓度增高。因此，肝、肾功能损害以及老年人用药量均应酌情减量，特别值得指出的是因为老年病人经常有多种慢性病。合并服用其他药的情况十分常见，一定要对SSRI与其他药物的交互作用清楚地加以了解。哪些药可以合用，哪些药不能合用，如不明白，应仔细看药物说明书，防止发生意外。

SSRI的药代学参数

	西酞普兰	氟西汀	氟伏沙明	帕罗西汀	舍曲林
达峰时间(h)	1～6	4～8	2～8	3～8	6～8
蛋白结合率（%）	80	94	77	95	99
生物利用度（%）	50	50	50	50	50
代谢途径	CYP2C19 CYP3A4	CYP2D6 CYP2C19	CYP2D6 CYP1A2	CYP2D6	CYP3A4
活性代谢物	无	去甲氟西汀	无	无	无
CYP酶抑制	无	有	有	有	无
线性药代学	是	否	否	否	是
清除 $T_{1/2}$（h）	35	48～96	19～22	34	26

引自：王祖新．抗抑郁剂的选择和注意事项．中华医学信息导报．2003，12（18）：16

SSRI类五种药物的细胞色素P450酶的差别也很大，列表如下：

常用抗抑郁药对其他药物的影响

		西酞普兰	氟西汀	氟伏沙明	帕罗西汀	舍曲林	米氮平	文法拉辛
三环类抗抑郁药	阿米替林	0	++++	+	+++	++	+	+
	氯丙咪嗪	0	++++	+	+++	++	+	+
抗心律失常药	美西律	0	++++	+	+++	++	+	+
	心律平	0	++++	+	+++	++	+	+
β-阻断剂	心得安	0	++++	+	+++	++	+	+
ACEI	卡托普利	0	—	—	—	—	—	—
钙离子拮抗剂	硝苯地平	0	++	++	+	++	+	—
抗生素类	红霉素	0	++	++	+	++	+	—
	酮康唑	0	++	++	+	++	+	—
	利福平	0	++	++	+	++	+	—
苯二氮草类	阿普唑仑	0	++	++	0	++	+△	—
	安定	0	++	++	0	++	+△	—
抗精神病药	氯氮平	+	—+	+++	+	++	+	△
	氟哌啶醇	0	—+++	+	+++	++	+	++
	维思通	0	—+++	+	+++	++	+	+

续表

		西酞普兰	氟西汀	氟伏沙明	帕罗西汀	舍曲林	米氮平	文法拉辛
其他心血管常用药	华法令	0	+++	+++	+	+++	△	△
	地高辛	0	++++	+	+++	++	—	—
非甾体抗炎药	阿司匹林	0	—	—	—	—	—	—
甲基黄嘌呤	茶碱	+	++	+++	+	++	+	—
	咖啡因	+	++	+++	+	++	+	△
鸦片类	可待因	+	++++	+	+++	++	+	+△
降糖药	甲苯磺丁脲	0	+++	++	+	++	—	—
	格列齐特	0	+++	++	+	++	—	—
其他	奥美拉唑	0	++	++	+	++	+	—
	可的松	0	++	++	+	++	+	—
	酒精	0	—	—	△	△	△	△

对 P450 酶的影响：0：少或无抑制；+：轻度抑制；++：中度抑制；+++：强抑制；++++：极强抑制；—：不详。

药效学影响：△：使用抗抑郁药会加重原使用药物的不良反应

此表由杨森制药有限公司提供。

药物与其他药合用时产生的影响，其药代动力学发生的机制为下表。

药物相互作用的药代动力学发生机制

P450酶亚型 药物	1A2	2C9	2C19	2D6	3A4	蛋白结合率
西酞普兰	+	0	0	0	0	80%
氟西汀	+	++	+/++	+++	+/++	94%
去甲氟西汀	+	++	+/++	+++	++	—
氟伏沙明	+++	++	+++	+	++	77%
帕罗西汀	+	+	+	+++	+	95%
舍曲林	+	+	+/++	+	+	99%
去甲舍曲林	+	+	+/++	+	+	—
米氮平	+	—	—	+	+	85%
文拉法辛	—	—	—	+	—	30%

对P450酶亚型的影响：0：抑制作用很小或没有抑制；+：轻度抑制；++：中度抑制；+++：强抑制

此表由杨森制药有限公司提供。

关于SSRI类药的安全性：

SSRI类药具有很高的治疗指数（治疗指数=药物中毒剂量/药物治疗量），治疗指数越高，应用此药越安全。已经有很多过量服用SSRI类药物的报道：药物剂量至少为每种SSRI治疗量的5倍未发现明显的心律失常、血压改变、抽搐、呼吸抑制和昏迷。

SSRI过量的症状为恶心呕吐，其次为兴奋、烦躁不安、躁狂发作，一旦发现，应立即进行处理，首先要维持呼吸道通畅，防止呕吐物进入肺中，还要有足够的氧气吸入；应马上洗胃并给予活性炭，密切观察生命体征即脉搏、血压及呼吸状况，必要时给予对症及支持疗法。目前尚无特异性解毒药物，值得提醒注意的是：有没有多种药物同时服用过量的可能性，如果是多种药物的话，一定要了解具体同时服下哪些药及多大剂量，以便进一步采取切实可行的其他措施。

SSRI类药的疗效：

上述五种SSRI类药物对急性抑郁症发作的疗效，从1年内的随访结果上看，有效率无明显差异。有效率指的是治疗后抑郁症状减少大于50%，从汉米尔顿抑郁量表的总分减少大于50%。

SSRI与TCA相比，总疗效也没有太大差异。经临床观察认为TCA的疗效稍好些。但经研究这种差异很小，对于老年抑郁症来说，虽然在治疗睡眠障碍方面SSRI类药效果不如TCA类药，但是不良反应少，支持在老年病人中使用。

上述五种SSRI类药物在见效快慢方面：除氟西汀见效较慢之外，其余四种药物见效时间均为2周左右，无明显差异。

SSRI类药的不良反应：

(1) 胃肠道：最常见的是恶心，一般是一过性的，与用药剂量有关系，个体的差异也很大。五种药物中，恶心以氟伏沙明和氟西汀较多。

食欲下降也是不良反应之一，加重了病人原来的食欲下降的症状，也可以发生腹泻、腹胀，少数也有呕吐。氟西汀和氟伏沙明可以引起体重下降，而帕罗西汀、西酞普兰和舍曲林并无此不良反应。体重下降对不同人群的感受是不同的，如果是肥胖者，尤其在年轻的人群中是受欢迎的；而得病后已经体重下降，并为此焦虑的老年病人常会加重其焦虑不安。帕罗西汀服后少数病人发生肥胖，体重明显上升。

(2) 中枢神经系统：所有的 SSRI 类药在用药起始不久，都会发生紧张不安、焦虑，之后再逐渐好转，部分病人会因为早期的这种不良反应而中断治疗，或者换用其他药物。有的病人在早期服药后还可发生头痛、震颤、失眠、思维活动加快等不良反应。

氟西汀出现失眠者较多，帕罗西汀约半数出现镇静作用，如有镇静反应时，可改在晚饭后服用。

少数病人可发生锥体外系症状，包括静坐不能、震颤、肌张力增高等症状，如果合并服用抗精神病药的病人，此症状会更加明显，可以服用安坦（盐酸苯海素）来缓解症状。TCA 类药也有类似不良反应。

(3) 5-羟色胺综合征：

主要临床症状：静坐不能、轻度神志不清、肌肉震颤、反射亢进、出汗、类似轻躁狂、腹泻等症状，有的症状轻微，有的较重。

一般多见于与单胺氧化酶抑制剂（MAOI）合用时发生。

一旦停药，多数在 20 小时内好转，但只要发生应立即到医院急诊，并应把服药情况告知医生，应该采用解热，解痉处理，给与心得安也会有一定效果。

(4) 性功能障碍：

抑郁症病人在抑郁时，会产生性功能下降的症状，在服用SSRI类药后也会发生此类不良反应，尤其对男性比较明显，常常在抑郁症状获得好转后，性功能不恢复才被重视。也有许多病人不好意思向医生讲出来，因此，医生应主动向病人了解有无此不良反应，如有此症状者，可考虑换药（美抒玉或米氮平等药）。

(5) 其他：SSRI类药的心血管不良反应是心率变慢，但是还比较安全，所以有心脏病的病人可以服用SSRI类药物、西酞普兰及舍曲林对心脏的影响更小，可以选用，SSRI类药物不会引起体位性低血压。少数有口干、便秘及视物模糊的现象，均不严重，不需任何处理。

简单地对“五朵金花”进行一下比较，从各自的优势及劣势来比较，分别为：

氟西汀（包括百优解、氟西汀胶囊、氟西汀片）的优势：治疗各种抑郁症、治疗神经性贪食（暴食）症、改善抑郁症的精神运动性迟滞的症状、对睡眠过多的症状也有效。氟西汀的劣势：治疗抑郁症时，特别是治疗初期，会产生及加重失眠症状、焦虑症状，严重时引起惊恐不安，激越症状。胃肠道症状如恶心，少数有呕吐、腹泻、腹胀、食欲下降、体重下降等症状，服用2周左右不良反应可减轻。由于与肝酶P450中的2D6及3A4代谢的药物合用有明显的相互作用，与许多药物合用时会发生较严重的不良反应，应在用药前了解清楚。如与三环类抗抑郁药（阿米替林、氯丙咪嗪等）、与某些抗精神病药（如氯氮平、氟哌啶醇、维思通等)、与抗心律失常及其他心血管药如华法令、地高辛等药物不能合用。

帕罗西汀(包括赛乐特、乐友、舒坦罗)的优势:不仅有抗抑郁的疗效,也有抗焦虑的疗效,所以,对广泛性焦虑症,惊恐发作,强迫症以及创伤后应激障碍等都有适应证,也就是说治疗谱比较广泛。帕罗西汀的劣势:早期也有消化道不良反应,但比氟西汀轻些,少数病人有嗜睡(也有失眠的)。长期服用可有体重增加,引起肥胖。目前认为长期服用对认知功能有损害,也就是说会产生记忆力下降(并无定论),长期服用停药过快,会产生撤药综合征,少数病人会很快症状恶化,发生复燃或者复发,因此必须缓慢撤药,或者改用其他药物,如喜普妙、氟西汀等均可。少数老年病人会发生震颤等不良反应,由于对肝酶 P450 中的 2D6 代谢,与某些药物合用会产生明显的不良反应,使血药浓度增加,如三环类抗抑郁药、某些抗精神病药以及β受体阻滞剂、抗心律失常药等,因此,不能与这些药物合用!

左洛复(又叫舍曲林)的优势:不良反应较轻,适合少年儿童、老年病人应用;对催乳素水平影响较小,也适用于女性病人。治疗抑郁症,特别对有记忆力下降,注意力缺陷的以及情感冷淡、活动过少的老年抑郁症病人较好。对心脏的影响较小,适合有心脏病的老年抑郁症病人选用。舍曲林对肝酶 P450 的代谢影响较小,与其他药物合用时的危险性较小也是其优势:左洛复的劣势:服药早期也会发生短期的焦虑或惊恐障碍，服药经过1～2周或者加药后会好转，左洛复的用药剂量与疗效呈线性关系，也就是说小剂量无效时，应增加药量，因此，常用药量每天可达2～3片（100～150mg）。

氟伏沙明（氟伏草胺）的优势：不仅治疗抑郁症，对焦虑症，特别是对强迫症疗效较肯定，价钱比其他SSRI类药便宜。对有失眠症状的病人比较适用。氟伏沙明的劣势：早期服用胃肠道不良反应多见，因为多数病人在入睡前服药，已经处于空腹状态，因此胃肠道会发生不适感，如能在用药前，吃些饼干等食物，然后再服用氟伏沙明，胃肠道的不良反应就明显减轻；少数病人会发生镇静作用，所以，应在晚上服用，如用量较大者，白天用量少，晚上用量大一些，也会减轻镇静作用；与通过P450酶的1A2和3A4代谢的药物合用会发生明显的不良反应，例如不可与茶碱、氨茶碱、佐比克隆、安定类、可的松、雌二醇、氯氮平、奥氮平、阿米替林、氯丙咪嗪、舍曲林等药合用，这些不能合用的药有许多种，应在服药前仔细阅读药品说明书，与自己正在服用的药加以对照，如可以合用时再用，防止发生不良反应。

西酞普兰（喜普妙）的优势：该药是纯净的5-羟色胺再摄取抑制剂，不良反应少，与其他各种药物合用时的相互作用小，因此，对于有多种慢性疾病，服用数种药物的抑郁症老人来说，服此药比较安全，对失眠、食欲、体重的影响较小，也就是说既不会引起失眠也不产生明显镇静作用，既不会引起食欲下降，体重明显下降，也不会引起食欲大增，体重明显上升，变得肥胖。一日之内服药时间早晚都可以，只要固定时间服药就可以。服药时间也与进食无关，因为此药对胃肠道影响较小，所以适用于治疗肠激惹综合征的病人。此药对神经系统影响较小，适用于有震颤，如帕金森病或者继发性癫痫的病人。喜普妙的劣势：目前尚无对儿童及青少年的安全性用药的研究资料，对焦虑症、强迫症等的适应证尚无资料。

以上五种 SSRI 类药物各有所长，各有所短，在选择用药时，要根据病人的具体情况加以选用。

用法及剂量：

氟西汀：常用量 20～40mg/d，老年人可从 10mg/d 开始服用，一般在早饭后服用。先从小量服用可减轻消化道及失眠等不良反应。一周左右如不良反应小，可加至 20mg/d，如果 2～3 周无效，可加至 30～40mg/d，老人最好只加至 30mg/d 即可。

帕罗西汀：常用量 20～40mg/d，老年人可从 10mg/d 开始服用，一般在早饭后服用，如有嗜睡反应，可改在晚饭后服用，一周左右如不良反应小，可加至 20mg/d，如 2 周无效，可加至 30mg/d，如 5～6 周无效，应逐渐减药，然后换用其他药物治疗。如有效，应坚持服用原剂量药物，至少 4～6 个月巩固。如需停药时，尽量缓慢减量，防止发生撤药反应或者复燃及复发。

左洛复：常用量 50～100～150mg/d，老年人可从 50mg/d 起用，一周左右无效可加至 100mg/d，服用时间早、晚均可。

氟伏沙明：常用量 50～100～150mg/d，老年人从每晚 50mg 起用，多数在入睡前 1 小时左右服用，可在服药前进食一些饼干等食物。如 2 周左右疗效不明显，加大药量至 100mg/晚，如需加至 150mg/d 时，可每日中午 50mg，每晚 100mg。多数老年人 50～100mg/d 即可有效，如 4～6 周无效，应改药。

西酞普兰（喜普妙）：常用量 20～40mg/d，一般老年人可用 20mg/d，早、晚服用均可，2 周无效可加至 30mg/d，如 1 周后仍无效，可加至 40mg/d，顿服或分 2 次服用均可。一般老年人 20～30mg/d 即可，很少加至 40mg/d，最大剂量 40～60mg/d。

※ 引自：George Siein & Greg Wilkinson. 成人精神病学上册 . 161

5.5 文拉法辛的抗抑郁疗效特点是什么?

文拉法辛是一种具有 5-羟色胺（5-HT）和去甲肾上腺素（NE）双重抑制作用的抗抑郁药，有国产的博乐欣（普通剂型）和进口的怡诺思（缓释剂型）。由于它的双重作用，被称为 5-HT 和 NE 摄取抑制剂（SNRI）。

文拉法辛口服吸收快，在肝脏代谢，活性代谢产物是氧—去甲基文拉法辛（ODV），血浆蛋白结合率仅为 27%，ODV 为 30%，说明不会引起与蛋白结合有关的药物发生交互作用，文拉法辛半衰期为 5 小时，ODV 为 11 小时，由于时间短，应在一日内多次给药，如博乐欣应在一日内分三次用药，但怡诺思为缓释剂，则可一日一次服用，更为方便，有较好的依从性。

文拉法辛是双递质（5-HT 和 NE）重摄取抑制剂，从临床疗效上看，优于单递质（5-HT）重摄取抑制剂，其优势在于：

（1）起效快：一般抗抑郁药在服药后 2 周起效，TCA、SSRI 以及 MAOI 均是如此。因此，许多病人在等待起效的 2 周之间，症状未获得好转，而不良反应却出现了，因此，情绪更低，由于不良反应的发生会带来更大，更多地痛苦，出现明显的焦虑不安。自杀率在此阶段中会增加。因此，起效快的优势是十分重要的，不可忽视的优点。所以有明显自杀观念的，有自杀企图或有过自杀行为的病人，要选用文拉法辛治疗，对预防自杀起到重要的作用。

（2）疗效肯定：已有许多循证医学的证据表明，怡诺思的疗效优于 SSRI，据英国精神药理学协会（BAP）循证指南Ⅰ级证据，怡诺思在治疗中度到重度抑郁病人方面，彻底缓解抑郁症状的疗效明显好于氟西汀和帕罗西汀，结果为怡诺思治疗的病人较 SSRI 治疗的病人约多 10%的机会达到缓解或临床痊愈，即怡诺思临床治愈率是 45%，而 SSRI 的临床治愈率为 35%。而且怡诺思治疗后 1～2 周便可出现疗效。可见怡诺思不仅疗效肯定，还有更高的临床治愈率。

（3）治疗抑郁病人的症状更广谱：抑郁症状不仅有情绪低落等核心症状，还有许多附加症状，特别是伴随的躯体症状和焦虑症状，怡诺思对焦虑症状有良好的治疗效果，是第一种被 FDA（美国食品和药品管理局）批准治疗广泛性焦虑症的抗抑郁药。其连续使用 6 个月的治疗效果已被证实，可以达到更好的临床治愈率，所以，可以作为焦虑抑郁共病的治疗。在对于焦虑抑郁共病的治疗方面，和 SSRI 比较，怡诺思具有更好的疗效。

(4) 与其他药物的交互作用小：因为其蛋白结合率仅为 23%，与其他药物，包括与高蛋白结合药联用，也不会构成重要问题。

文拉法辛对 P450 的 2D6 同工酶有轻度抑制作用，与抑制此同工酶的其他药物同用时，可能有相互作用，应加以注意。

文拉法辛的不良反应：

一般来说，不良反应较少，病人的耐受性好。不良反应往往出现在治疗开始阶段，或者用量小时，如 75mg/d 时，在用药第 1～2 周后，不良反应逐渐消失。

主要的，常见的不良反应有：

胃、肠道不适感：如恶心、口干，食欲不佳，呕吐或便秘；

中枢神经系统症状：眩晕、嗜睡或失眠、噩梦、紧张不安；

性功能异常：阳痿、性欲降低或射精障碍；

其他：疲乏、无力、出汗等。

血压的不稳定，尤其在药量较大时血压升高较多见。

少见的不良反应有：震颤、易激动、腹泻、鼻炎等。

值得注意的是：肝、肾功能损害者应慎用或仅少量服用；青光眼，特别是急性窄角性青光眼或眼压高的病人应慎用；妊娠及哺乳妇女不宜服用；有惊厥及癫痫病史者应慎用；有药物过敏史的病人也应慎用。

服用文拉法辛时不宜饮酒；与单胺氧化酶抑制剂不能合用，如需合用，需停药 2 周；与氟哌啶醇合用，与丙咪嗪合用时，均可增加血药浓度，带来一定的危险！与氯氮平合用也可因血浓度升高，导致严重不良反应，如癫痫发作等危险；与华法令合用时，可出现凝血酶原时间延长、活化部分凝血活酶时间或凝血酶原时间国际标准化比值（INR）增加，所以不可合用。

文拉法辛的安全性：安全范围较大，本人在临床工作中，见到一位任某某，女性，71 岁，在治疗抑郁症的过程中，病情出现复燃，在家中把文拉法辛 20 余粒、舒乐安定 20 余片一次服下，准备自杀，半小时后被发现，经抢救、洗胃等，睡了约 20 余小时后清醒，之后病人无任何身体的损害。几天后来门诊复查，也未见身体方面的异常。20 多粒 150mg/粒的怡诺思，合计顿服 3000mg 以上，无不良损害，可见该药安全性较好。据报道有服用该药高达 6.75 克的病人，经抢救治疗后得到康复，也未留下后遗症。

但是，如果过量服用文拉法辛，同时服用其他药物或过量饮酒时，则会发生危险。

用法及剂量：

文拉法辛目前有国产的博乐欣和进口的怡诺思两种。

博乐欣是普通速释型胶囊，每粒 25mg，用法：从每日二次，每次 1 粒用起，第 2～3 天，可加至每日三次，每次 1 粒，之后逐渐加至每次 2 粒，每日三次，最大剂量可 300～350mg/d。老人可服用 150～200 mg/d。

怡诺思为缓释剂型胶囊，有 75mg/粒，和 150mg/粒两种剂量的胶囊，因为是缓释剂，用法方便，从每日一粒（75mg）起用，多数建议在晚饭中或在晚饭后服用。每日一次，如果疗效在 4～6 天无好转的话，可加到 150mg/d，如果 4～6 天已有好转，可不必加量。对于老年抑郁症病人，我在初期用药时，十分小心，要从 25mg 起用，加药很慢。经过 2 年的临床经验，目前对 70～80 岁老人的用药，从 75mg 起用的不良反应也不大，是可以耐受的。老年人用药，即使是重性抑郁症，150mg/d 也会取得较好疗效。

千万注意不可与 MAOI 合用！防止发生 5-HT 综合征！

5.6 米氮平的优势和不良反应是什么？

瑞美隆，是米氮平的商品名。米氮平是近年来才开发的，具有 NE（去甲肾上腺素）和特异的 5-HT（5-羟色胺）双重作用机制的新型抗抑郁剂，又称为

NaSSA。

NaSSA 的含义是：

Naradrenergic 去甲肾上腺素

And 和

Specific 特异性的

Serotonergic 5-羟色胺

Antideperssant 抗抑郁剂

米氮平的药理作用较复杂，正如上面的 NaSSA 的含义指出的，是有目的地加强去甲肾上腺素的传递，部分加强 5-羟色胺的神经传导，具体地说，是增加激活 5-HT1 受体，反而阻断了 5-HT2 和 5-HT3 受体，因此，被称为 NE 和特异性的 5-HT 抗抑郁药，其药理作用与三环类，5-羟色胺再摄取抑制剂及 SNRI 类抗抑郁剂有着明显的差别。

NaSSA，TCA，SSRI 及 SNRI 在药理作用上的区别如下表：

NaSSA，TCA，SSRI，SNRI 药理学比较

	NE	5-HT		
		5-HT1	5-HT2	5-HT3
TCA	+	+	+	+
SSRI	0	+	+	+
SNRI	+	+	+	+
NaSSA	+	+	0	0

5-HT 是个神奇的神经递质，它有多个受体亚型，其中与焦虑，抑郁方面有关联的是 5-HT1，5-HT2 和 5-HT3 受体。5-HT1 的作用是：抑郁和焦虑体验，如

果激活 5-HT1 的话，就产生相反作用，也就是说有对抗抑郁和焦虑的作用，是对焦虑和抑郁症的治疗作用。5-HT2 的作用是：失眠，焦虑（严重时表现为激越），性功能障碍，如果 5-HT2 被激活，就会引起失眠，焦虑不安及性功能障碍，这就是一部分抗抑郁药可能出现这些不良反应的原因。5-HT3 的作用是：恶心，呕吐和头痛。如果 5-HT3 被激活的话，就会产生恶心，呕吐或者头痛症状。同样的，服用某些抗抑郁药时，也会产生出这些不良反应，就不难明白了。而米氮平的药理作用中仅仅激活 5-HT1，也就是具有抗抑郁及抗焦虑的治疗作用而同时阻断了 5-HT2 和 5-HT3，当然由于 5-HT2 和 5-HT3 产生的不良反应就不会产生了，这就是米氮平不良反应比较小的原因。

米氮平口服后吸收快而安全。不受食物的影响。半衰期在 20～40 小时，可以每日一次服药，血浆蛋白的结合率为 80%。主要代谢产物是去甲基米氮平，比母体的活性低 3～4 倍，所以对血药浓度等的影响不大，此药由尿排出体外。

米氮平的优势是：

(1) 抗焦虑作用：米氮平激活 5-HT1 受体具有抗抑郁，抗焦虑作用，米氮平阻断 5-HT2 受体又能够缓解抑郁，减轻焦虑的作用，因此双重的作用机制使米氮平对焦虑的治疗效果较好，明显优于 SSRI 类药物，用于治疗焦虑抑郁共病是较好的选择。

米氮平在治疗早期以及整个治疗的过程中缓解焦

虑症状均较为明显，有的病人在服药后的第一晚，由于睡眠的改善，焦虑症状就明显减轻者不在少数。

（2）起效快

快速起效对治疗抑郁症来说，重要性极大。一般的抗抑郁药起效经常需要2～4周（TCA，SSRI以及MAOI等），而且常常在起效之前，一些药物的不良反应却先出现了，如失眠，焦虑，口干，出汗，便秘……因此加重了病人的治疗痛苦。为此，病人更加丧失治疗信心，产生了明显的无助感，无望感，产生了自杀企图，自杀率明显上升。

起效快一方面会明显减少自杀危险性，起效快还可以增加治疗的依从性，提高了治疗的成功率，提高了缓解率（痊愈率）；起效快提高了病人对药物和治疗的满意度；起效快明显的缩短了病人所遭受的疾病的痛苦；起效快还可以减少因为治疗无效到处想方设法去求治，带来的许多不必要的花费，总之，起效快是病人和医生共同的意愿。

米氮平起效快在临床上应该是首屈一指的，在2003年《精神相关疾病论坛》第3期Jerrld F. Rosenbaum著《抑郁症临床治疗的新进展》之中介绍：Quitkln等从米氮平与SSRI类药物的双盲比较研究中获得了资料，发现：尽管研究末期米氮平组和SSRI组的有效人数没有差异，但米氮平组的起效时间比SSRI类药物快，并指出在一个单一住院患者研究中比较了文拉法辛和米氮平的疗效。8周治疗后文拉法辛和米氮平的疗效没有显著差异，最后的缓解率是30%和40%，并指出米氮平组患者的症状改善速度似乎较快，米氮平治疗能够改善睡眠紊乱，不良反应也较少。

在我的临床治疗中，确有一些病人起效快，甚至仅用半片米氮平，获得一次充足的睡眠之后，突然自觉好转的，已有几例。现介绍1例如下：

一位倪某某，女，68岁，干部，于2003年6月17日来我院首次门诊，当时提供的病情：于2003年3月底发现左侧手足不灵活，血压高，失眠等症状去住院，诊断为脑血管病，在住院期间同病室的某病友亡故，为此，突然自己出现了想死的念头，之后服用多种药物（硝苯地平，安定）等自杀未遂，出院。5月份，在家书写遗书，并欲坠楼时，被发现。之后开始服用百优解（氟西汀）20mg（1粒），反而症状加重，无效，无力，焦虑不安，出汗等症状出现，病后不愿见人，自责，认为连累了孩子，认为只有死路一条。无食欲。

家族史：阳性，父有自杀未遂史，兄为自杀死亡。

门诊时：情绪低落，自杀观念明显，进行仲氏抑郁自评量表测查，SDS 71分，诊断为：重性抑郁症，当日处方：米氮平 15mg/当日晚服用，合并罗拉1.0mg/晚，之后可加至米氮平30mg/晚，罗拉每午0.5mg，每晚1.0mg。

患者于2003年6月26日（9天后）来院复诊，告诉医生：服药的当晚睡得好，第2天就不再提自杀的事了。患者说："想不起来了"似的，"过去一心想死，现在好了”。抑郁的症状逐渐好转，心情好，可以看书，主动看电视，还给朋友主动打电话，告诉他们自己好了。复诊时，患者表情自然，有笑容。

2003年7月24日复诊，症状消失，社会功能已恢复正常，之后一直服用米氮平30mg/晚，罗拉1.0mg/晚巩固治疗。2003年8月9日回来复诊病情稳定。

当然，好得这么快的是少数，但是与SSRI类相比，米氮平的起效快是公认的。

(3) 改善睡眠：

睡眠障碍是焦虑症状和抑郁症的重要症状之一，80%的抑郁症病人有失眠的症状，成为病人感到痛苦的主要原因之一，抑郁症病人失眠多数是早醒（比平时早醒2小时以上），醒后情绪低落，不能再睡；焦虑症病人常常是焦虑不安难以入眠，而焦虑与抑郁共病的病人，则是入睡难（超过半小时），中途多次醒觉，多噩梦，早醒，难以再睡。病人为失眠备感痛苦，经常服用各种安眠药，却又怕药物会形成依赖性，苦不堪言，持续性失眠不仅直接影响到白天的生活，工作还明显影响到病人的焦虑和抑郁心情。

不同的抗抑郁药对病人的睡眠会产生不同的影响，激活5-HT2受体的SSRI和小剂量的SNRI会在治疗早期引起失眠或者加重失眠症状。而阻断5-HT2受体的米氮平就可以改善睡眠。解除病人失眠的痛苦，从而进一步缓解焦虑和抑郁情绪。

在服用米氮平的第1及第2天，也就是首次服用米氮平时，会产生一过性的镇静，嗜睡作用，常常睡得过多，作者本人因失眠，曾服过半片米氮平，是在周五入睡前服用的，一直睡到次日周六早8点被电话铃声叫醒，是一位朋友约我出去玩的，我告诉他：去不了，因为还在睡觉，困得很，一个小时后，又被电话铃声叫醒，接完电话后起床，洗漱，吃饭之后，仍旧昏昏欲睡，只得又躺下，立即入睡，中午被孩子叫起来吃饭，饭后看电视，仍然困倦，又睡了一个下午，晚饭后，还是很困，就干脆提前睡下了，整整一夜睡得非常安稳。周日清晨自然醒来，一身轻松，真觉得睡得太舒服了。所以，就在看门诊时，在给病人首次用米氮平时，都会以我自己的例子告诉病人，如果第一次用药，要在入睡前服用，要服半片（如果是70岁以上的，瘦弱的老人，要从四分之一片开始更安全），如果睡得过多，别害怕！有睡得多的病人，第二天仍要服半片。服用米氮平治疗抑郁症的治疗剂量，应该是30毫克（1片），多数病人在服药2～3天后，嗜睡作用减弱，剂量可以增加至30毫克，对治疗效果较好，但的确有少数老年病人，仍服用半片/天，甚至每晚四分之一片也获得疗效的。长期服用米氮平虽然嗜睡作用不强，多数睡眠结构获得改善，睡眠时数增加，当然，也有少数病人，失眠症状改善不明显，甚至还要加服安眠药的。

（4）与其他药物合用时，交互作用小：

老年人常常同时患有几种慢性疾病。如高血压病，心、脑血管病，糖尿病以及慢性呼吸系统疾病等，常常同时服用多种药物，如抗心率失常药，降压药，降糖药以及其他许多种药物，一天要服用6～7种药的老人为多数，如果同时患有焦虑抑郁时，选择抗焦虑及抗抑郁药时，就必须认真地加以挑选，比较。要选择与正在服用的各种药物，没有交互作用的，同时服用不会带来血浆浓度的变化。不产生不良反应。

仅从药物在肝脏内代谢，在肝细胞内的细胞色素P450同工酶为例，其中主要有5种，即cyp1A2，cyp2D6，cyp2C9/10，cyp2C19，cyp3A4。SSRI类抗抑郁药中除西酞普兰（喜普妙）与其他药物合用交互作用少之外，其他4种药，如氟西汀，氟伏沙明等药与其他药合用时，常常会发生交互作用，甚至会发生意外。而米氮平，则极少产生交互作用，对于多种慢性疾病缠身，同时服用多种药物的老人来讲，服用米氮平就比较放心，这也是非常重要的。

而且，老年抑郁病人，自杀的危险性大，米氮平过量服用带来的生命危险性很小。据国外资料报道，5百万个病人中，45人过量服药，5例致死的病人都是同时合并用药，如同时饮酒过量，或者同时服用安定类安眠药，或者同时服用了其他三环类抗抑郁药等等。单一服用米氮平达到1500毫克（是50倍的日剂量）一次服用，大部分病人也只有轻微症状，如嗜睡等，无生命危险，因此，可以认为米氮平是个比较安全的抗抑郁药。

米氮平的不良反应：

米氮平的耐受性好，不良反应少，对心，肝，肾的影响少，在与安慰剂的双盲对照研究中发现：比安慰剂高的不良反应有：口干，嗜睡，食欲增加，体重增加。

对于嗜睡已如上面讲到的，是不良反应，却也是米氮平对失眠病人的优势作用；对于增加食欲及体重来说，如果因情绪低落，不思饮食，食欲下降，体重减轻，甚至减轻到5%以上的病人，那么增加食欲，使体重上升，到底是好事，还是坏事呢？所以，在临床上，也常见到病人对这种不良反应是欢迎的，称之为“良性反应”。

另外的不良反应与安慰剂差不多的发生率是：失眠，恶心，呕吐，腹泻和性功能障碍。

米氮平对心血管及神经系统无不良反应。

极少见的不良反应是粒细胞缺乏，停药可以恢复，但临床仍需慎重，密切观察。

米氮平和TCA，SSRI不良反应比较如下：

	5-HT副作用	抗胆碱能副作用	抗肾上腺能	其他
	头疼，腹泻，失眠，激越，性功能障碍	口干，便秘，心动过速，视力模糊，尿潴留	头晕，体位低血压	体重增加，镇静，嗜睡
TCA	+	++	++	++
SSRI	++	−	−	±
NaSSA	−	∓	−	+

引自：沈渔邨主编．精神病学．第4版．北京：人民卫生出版社，2001，702

米氮平的用法及剂量：

米氮平每片30mg，首次15mg，于晚上睡前服用，第2天或者第3天可以根据睡眠时数的多少，加至

30mg。

如果10天之后，疗效不满意者，应加大剂量至45mg/d，可以每午15/mg，每晚30mg，也可以45mg/晚一次服用。

米氮平虽然从长期疗效上看，与SSRI，SNRI类药物的疗效差别不显著，但是从快速治愈抑郁症的起效迅速上看，应该作为首选的抗抑郁药，由于对老年人的心血管，中枢神经系统极少有不良反应，与其他药物没有明显的交互作用等方面的优势上看，对焦虑有较好的疗效上看，适合于老年抑郁症的治疗。特别适用于有自杀企图的焦虑抑郁共病的病人。

5.7 理想的抗抑郁药有什么条件?

如何选择抗抑郁药，抗抑郁药要具备什么条件才是比较理想的呢?

(1) 安全性最为重要，安全性可以从四个方面看：药物本身在服用时比较安全，也就是说从有效用药剂量到发生中毒反应之间的用药剂量的区间比较大，不会多服用几片就产生中毒，这就是药物的安全性；安全性还体现在与其他药物同时合用时，如许多老年抑郁症病人同时还身患其他疾病，甚至是多种疾病，同时服用其他几种或数种治疗药物，此时，如果与这些药物合用的抗抑郁药会发生一些不良反应的话，就带来一定的危险，这也就是不安全。所以，与其他药物合用引起的药物交互作用小，也是必须在用药前就考虑到的药物安全性问题，例如，许多门诊医生都常常不敢选用吗氯贝胺这种药，其原因就是这种药属于单胺氧化酶抑制剂，它与许多种药物合用都会发生不良反应，甚至有一定的危险性，那么，在门诊给病人服用时，一旦病人对这种现象不了解，或者忘记了，服了其他不能同时服的药，那么就可能带来严重的后果……

又如，青光眼是老年人的常见病，如果同时发生了抑郁症的话，那么就必须了解是闭角性，还是开角性的，是否已经作过手术了……如果是现在还未做手术的，眼压比较高的闭角性青光眼的话，为了不加重青光眼就必须选择合适的药物，三环类抗抑郁药就不能选择。

安全性还体现在长期服用也安全：老年抑郁症是个慢性病，即使好转了，也常常需要长期服药，维持疗效，预防复发，持续用药时间往往需要2～3年，或者更长时间，那么，长期用药的安全性就十分重要，如药物不能有蓄积中毒，不能有依赖性，不能有肝、肾等脏器功能的损害等等，这也是非常重要的。

对于抗抑郁药来讲，安全性还体现在过量或者超量的安全上，抑郁症病人，特别是老年抑郁症病人，自杀观念强，常会选择用药物来自杀的方法。那么，我们给他服用的药物，如果过量或超量就可以导致死亡的话，那么就给病人的自杀提供了工具，是十分可怕的。因此，药物过量或超量的安全性也是非常重要的，在这个问题上，三环类抗抑郁药，就没有这种安全性，而5-HT（五羟色胺）再摄取抑制剂以及去甲肾上腺素和五羟色胺再摄取抑制剂等都属于过量，超量也安全的抗抑郁药，所以，如果病人有强烈的自杀观念，再加上社会支持系统不完善，如家属不重视，不细心，不耐心等等，这种情况下，就千万不能选择三环类抗抑郁药，防止过量服用发生危险。

（2）耐受性也是很重要的。什么是耐受性呢？指的是病人服药之后，产生的药物不良反应，病人能不能耐受，几乎所有的药物都会有一些不良反应（又叫副作用），常常在刚刚服药不久时，不良反应明显些，用药时间长了之后，不良反应会逐渐地适应了，会逐渐减弱。因为服药产生不良反应，使得病人不愿，也不会继续服用这种药物，因此中断治疗，或者换用其他药物，最后带来的结果就是无效，不能坚持用药，停药或者换药怎么会有疗效呢？抑郁症的症状当中，本来就是精神痛苦，如果再加上服药后产生的新的痛苦，不仅无效，而且还会加重症状，加重痛苦。因此，有些抑郁症老人会在用药的早期发生强烈的自杀行为，这就是对药物的耐受性差的原因。这种情况是很常见的，曾有一位72岁的老先生，因抑郁症复发，某医院给服用多虑平（三环类抗抑郁剂）150mg/d，服用后，病人感觉口干、头昏、便秘等不良反应，认为比不吃药时还更加难受，因此，把剩下的80多片多虑平全部服下，经120急救中心抢救才保全了生命。

因此，药物的不良反应对病人能否坚持用药是十分重要的。

耐受性不仅表现在短期用药方面，长期维持治疗时，有些药物的不良反应会影响病人的生活质量或者其他问题，如长期服药带来的体重增加（肥胖）或减少，有的药物带来的疲乏无力、失眠等等，都使得病人不愿坚持用药，不能长期巩固治疗、过早地停药，就必然带来病情复发的危险。因此，选择不良反应少或不良反应小的药物，使得病人能够坚持用药是很重要的。

（3）有效性当然是选择用药关键性问题，如果对治疗无效，谁会用它呢！但是，值得告诉大家的是：目前常用的各类抗抑郁药都是有效的，而且疗效上大致相当。也就是说，无论选择哪种抗抑郁药都有效，疗效也差别不大，当然，如果细分的话，见效的快慢（起效时间）、维持治疗、巩固疗效以及预防复发等方面的总体疗效上，每种药物也是有一定差别的，因此，在选择药物时，也要细致地选用。

近年来，在临床上三环类抗抑郁药较少被选用，并不是这类药物的疗效不好，而是因为三环类抗抑郁药的不良反应大而多以及耐受性和安全性差。因此，把五羟色胺再摄取抑制剂作为一线首选药物。在五羟色胺再摄取抑制剂之后，新研制的去甲肾上腺素和五羟色胺再摄取抑制剂，文拉法辛、米氮平又以其见效快而被广泛应用。

（4）服用方法简便，例如，每天一次一片（或一个胶囊）的服药方法，对于病人，特别是老年病人来说，既方便、又不容易服错，又不会忘记，这也是很重要的。

由于药物不良反应少，不需要在服药后进行特殊的其他检测，如血化验等等，也是很重要的一个方面。

(5) 合理的药物价格：

这个问题是个较为复杂的问题，不仅仅是药物价格问题，有的药价格便宜，有的较贵，但服药量的多少又不相同，所以要计算每日服药的价格，而不是看一盒药或者一片药的价格是多少；除了药物的价格之外，目前还有一个是否属于进入医疗保险，或者进入公费医疗目录，可不可以报销药费的问题。

如果仅仅是药物价格问题，这叫做直接的费用，对于疾病的治疗还有许多间接的费用，例如，影响工作受到的损失；往返医院进行诊治的挂号费、车费、陪同人的工资以及其他各种费用；服药后带来的不良反应，需要进行相应的检查，如化验费；合并应用药物的治疗药费等等。如果疗效不好，又要到其他医院，找其他医生进行重复检查及治疗的各种花费；疗效如果不好，家属需要请假或请人帮助等等带来的各项费用，损失等。这些间接费用及损失常常难以估价，也常常被忽视，不去加以评估，但实际上这部分费用常常比直接药费的损失要多得多。

所以，应该综合起来加以评价，如果虽然药物较贵，但见效快，不良反应小，很快地就给病人解除了痛苦，改善了抑郁及焦虑症状，甚至很快恢复了社会功能，有的去上班了，有的可以料理家务，全家人恢复了欢乐的生活气氛……多花点钱，难道不值吗?

所以，这第5个条件是复杂的、多层面的问题，必须综合加以分析和评价。

上述5个条件是相辅相成的，其中前3个条件是必不可少的，尤为重要。

5.8 什么是复燃？什么是复发？

抑郁症不仅是个慢性疾病，也是个有周期性发病为特点（称抑郁发作）的疾病，这个发作周期是无固定时期的、无法预测的。

目前国际上的精神病学家们对抑郁症治疗中发生的病情波动或恶化的现象，取得了一个共识，对什么叫有效、痊愈、症状复燃、康复和复发都进行了统一的，可操作性的定义。

有效：病人的症状有自觉的好转，从进行的心理测查量表，即汉米尔顿抑郁评定量表分与基线分（治疗前的分数）比较，治疗后的分数减分值≥50％，就评定为有效。实际上仅仅是部分有效，病人实际上还残留许多症状。

痊愈：指症状明显改善，或者已无症状，并且恢复正常的社会生活，心理测查量表的汉米尔顿抑郁量表的得分为7分或7分以下（少数论文以10分及以下）为依据。

康复：通常指的是一次痊愈之后的维持阶段（或时期），其定义的标准要求，至少要有2个月以上的充分痊愈期才可以称为康复。

复燃（或症状复燃）：指的是病人症状有效或已

经痊愈，但尚未达到康复的标准之前，抑郁的症状又发生恶化，或在治疗有效的 6～9 个月之内，病情又加重者，称为症状复燃。

复发：抑郁发作是在一个明确的康复期之后，即已经痊愈 2 个月以上之后，又重新发生了抑郁症状，也就是说，是在上一个抑郁发作的周期终止后，间断了一个时期之后，一个新的抑郁发作周期开始了，称为抑郁症复发。青少年期发作一次抑郁症之后，有些病人间歇期（两次发作的间隔时期）可长达数年至几十年，而老年抑郁症常常间歇期短，复发率很高。

例如，一位方某某，女，58 岁，2003 年 1 月 10 日第一次来我院门诊，因心情不好，心烦、胆小、害怕、头部不适、全身难受、心悸、后背疼痛，担心治不好等症状，由其他医院转来。检查发现病人焦虑不安、愁容满面，反复述说自己吃药吃坏了，药物说明书里的副作用自己全有等等。进行心理测查，仲氏自评量表，焦虑分 58 分（轻度）、抑郁分 65 分（中度）；诊断为焦虑抑郁共病。既往：宫颈癌术后，家族史中有一级亲属精神病史。医生处方：氟伏沙明 50mg/晚，罗拉每日二次，每次 1 片，舒乐安定 1mg（1 片）。

2003 年 1 月 21 日复诊：症状好转，之后从 2 月 21 日、4 月 8 日直至 9 月 12 日复诊症状稳定，心情好，已达到临床痊愈，在康复阶段，继续巩固治疗。

于 2003 年 9 月 30 日，无原因地出现失眠、仅睡 3 小时，无力、头晕、头胀、情绪低，来诊时叙述了许多躯体的不舒服症状，此例病人就是在康复期中无原因病情复发。当日医生处方给予加大氟伏沙明剂量至100mg/d。

10月14日复诊，因氟伏沙明的不良反应，如恶心等，无法耐受，仍服用50mg/d。当即给予换药，换成文拉法辛，3周后症状好转，很快获痊愈，目前服怡诺思75mg/d，巩固治疗中。

在整个抗抑郁的治疗之中，如何预防发生症状复燃和预防复发呢?

一般认为，抗抑郁治疗分成三个阶段，即急性期治疗阶段，维持治疗阶段和巩固治疗（预防复发）阶段。

如果治疗顺利的话，抗抑郁治疗应该取得4周内有效、8周内达到痊愈的指标，但是超过1/3的抑郁症病人在8周之后没有达到痊愈的标准，而且老年抑郁症病人的8周痊愈率更低。在急性期没有达到痊愈水平的病人，即使是获得症状好转者，正在服用抗抑郁药的病人，其症状复燃率非常高，而且，在已经痊愈的病人，还在继续进行治疗的过程中，每个月也大约有2%～4%的复发危险，在经过6～8周急性期治疗后停药的双盲研究中，大约有50%的病人在停药6个月后症状复燃，而继续用药治疗的病人可以减少2～3倍的症状复燃的危险性。因此，可以认为在好转或者痊愈之后必须要继续进行6～9个月的继续治疗，这就是第二阶段的治疗期。

在这段维持治疗阶段中，已经痊愈的病人，特别是老年抑郁症病人，发生症状复燃的最常见的原因是“见好就收”——即停止服药治疗；而未获痊愈的病人则因为疗效不佳而终止治疗，在临床工作中发现，能坚持进行6～9个月维持治疗的抑郁症老人是很少的，多数（大约80%）均在约6个月左右停药，结果造成症状复燃。

对于老年抑郁症病人来说，不能坚持服药是症状复燃的原因。在生活中遇到一些精神创伤或者发生其他身体疾病等等也经常成为症状复燃的原因，因此，老年抑郁症病人的症状复燃率比青年人要高得多。另外，目前正在研究之中的观点，认为症状复燃的一个药物的原因，是对抗抑郁药的快速抗药反应，就是人们常说的耐药性，这个观点虽然未得到证实，但在临床中，临床医生经常会在见到某些病人服药后疗效不好时，会在原来药物的剂量上，加大剂量，而加药之后，又会取得疗效，如果这部分病人不采取加大剂量的处理的话，即使已有些好转，也会出现症状复燃。

所以，预防症状复燃，首先要获得痊愈的疗效，有的抑郁症老人见效慢，不要心急，一定要应用到治疗剂量，不可仅用小剂量药。如果加不到足剂量，疗效是肯定不好的，加到足剂量之后，还要耐心等待，部分老人需要12周才出现痊愈疗效，不可中断治疗，否则前功尽弃，好转（有效）或痊愈之后一定要坚持进行继续治疗6～9个月的维持治疗期。

如何预防复发呢？

过去医生和病人都把治疗好转（有效）当成目标，治疗好转就行了，目前已清楚地认识到，未获痊愈有许多潜在的问题：①增加了复燃、复发率；②使症状反反复复，成了难治性抑郁，增加了治疗的难度；③使得病人的抑郁症状加重，使得病人的生活质量、工作能力等方面的症状加重，社会功能得不到恢复，加重了病人的痛苦；④使其他躯体疾病的同病率增加，如心脑血管病等等，带来一定的死亡率增加；⑤治疗久治不愈，使得病人丧失治疗信心，增加了自杀率，死亡的危险增加；⑥增加了治疗的直接和间接负担（包括经济负担）。

因此，当前认为抑郁症的治疗，有效只是基础，治愈才是目标。

获得治愈之后，必须预防复发，正如上面介绍的，即在已治疗获得治愈之后，又持续了一段时期，这个时期至少2个月，才出现一个抑郁的发作周期，这可以认为是一个全新的抑郁发作，称复发。

复发的预防策略：首先是坚持用药，进行巩固疗效，目前多数医生的共识是：如果是首次（第一次）发生抑郁症，至少应该在6～9月的维持治疗期之后，再巩固治疗1年半左右，也就是说，好了之后还要服药2年多；如果是已经有过一次复发的病人（第二次犯病），那么巩固治疗的时间应该延续3～5年；由于已经发生过3次或更多次抑郁复发的病人，在停止服药3年内，将面临50%～90%复发的危险。因此，当前普遍认为3次以上复发或多次复发的抑郁症病人，预防复发的最好办法应该无限期的（或者终生），服用有效治疗药物，足剂量地进行持续的巩固治疗。

另外，在获得痊愈之后，进行心理治疗，如认知行为心理治疗，人际关系心理治疗等心理治疗，进行强化健康和预防复发策略的认知行为心理治疗，也会使复发的危险率降低，延长复发的时期，也认为对预防复发是有效的方法。

5.9 什么是抗抑郁治疗的全程治疗策略?

过去医生在治疗抑郁症时，特别是在门诊的情况下，只要病人自己认为已经好转了，大部分的症状消失了，尽管还有一些残留的症状，例如，失眠，还感觉无兴趣，懒得动等就认为是治疗已经好转，“有效”。虽然，对有些病人来说，还不能上班，如果是已退休的老人，还不能操持家务，还不能像病前那样参加社会上的一些活动，也就是说，还有社会功能的减低，也觉得差不多了，只要“注意点”，先不减药就行了。

这种过去的治疗目标称“获得有效”，如果在这个阶段进行抑郁量表（汉米尔顿抑郁量表）测查的话，减分率在50%以上或50%。

目前的观点认为：有效或者说好转，仅仅是个基础，急性期治疗的目标应该是痊愈，或者称“临床痊愈”。

痊愈的指标是：抑郁症状完全消失、没有残留症状。病人要恢复到与病前一样的生活功能、社会功能，如进行工作，家务劳动，回归社会，参加社会上的过去经常参加的一些活动。这时再进行汉米尔顿抑郁量表测查的得分应该是恢复到正常水平，即小于或等于7分（有的研究者以10分为标准）。

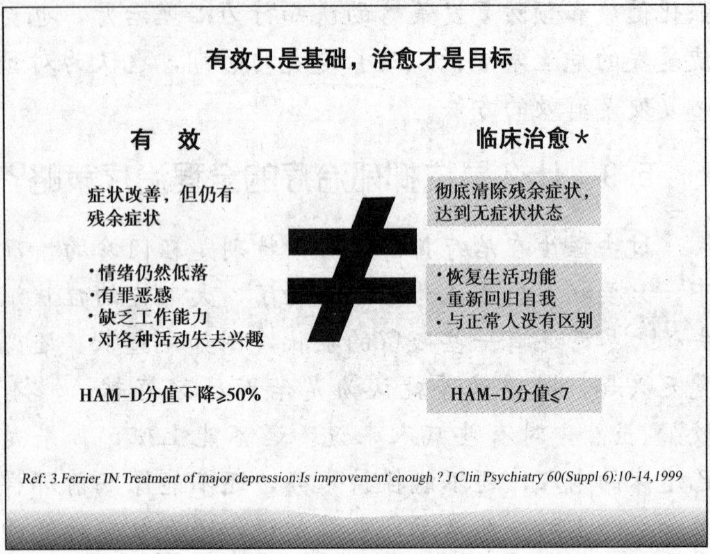

为什么定出这个痊愈的标准呢？因为，如果在急性期，在治疗结束时，仅仅获得好转（有效），而未能达到痊愈的话，带来的潜在性的问题有：

（1）病人并没有完全解脱痛苦，只是痛苦减轻而已。

（2）病人的生活并没有恢复到病前水平，仍无法工作、无法料理家务，社会功能的恢复十分困难，依靠病人自己去努力是办不到的，是强人所难。

（3）由于未获得痊愈，症状会很快复燃或复发，带来了治疗的困难，反复的复燃，会造成慢性化，会成为难治性抑郁症。

（4）治疗上的困难，带来病人对治疗丧失信心，会到其他诊疗单位，再次或多次地进行检查、诊治，带来医疗上的经济损失，增加了许多负担。

(5) 抑郁症的久治不愈会引起躯体的其他疾病或者使原来的躯体疾病加重，如高血压病，心、脑血管病、糖尿病等等，由于这些疾病的问题，又带来了许多各类的问题和不良预后……

(6) 抑郁症的好好坏坏，给照料病人的家属产生了许多的心理负担、体力上的消耗，甚至也会产生焦虑、抑郁、失眠等症状，使得家庭中的融洽、和谐的气氛，受到很大的影响。

总之，最主要的还是病人未获得痊愈，痛苦未完全解脱，还会经常的病情反复（复燃）而导致病程延长，治疗困难，成为难治性抑郁症，所以，在急性期一定要争取获得痊愈的疗效。

急性期有多长呢？

一般来说，是 3 个月，从治疗开始，如果服用三环类药物治疗，第一周是逐渐加药治疗的时间，第 2 周末，症状才开始好转，渐渐地好起来，1 个月后会明显好转，第 2 个月才会症状消失，这是比较顺利的情况，过去常常再巩固 1 个月，也就是说服药 3 个月结束，就认为好了，许多病人就会停止门诊治疗，觉得已经好了，就像患感冒似的，好了就行了，也不用再看病了，就是在目前服用 SSRI、SNRI 等类的药也是 3 个月，大多数病人就好了，有的已经痊愈了。

但是，抑郁症，抑郁发作，是个复发率很高的慢性病。如果仅仅服药 3 个月，虽然表面上好了，但是不久就会复燃、复发，因此，我们把前 3 个月称急性期。

如果在急性期之中，药物治疗从第4周时，一点都不见效的话，最多再等2周（6周）就应该加大剂量，一般来说，许多药的治疗效果与时间，与剂量都有一定的相关的关系，时间长，疗效会增加，剂量大，疗效也会增加，这就是足疗程、足剂量的要求。只有达到了足疗程和足剂量，也就是6～8周，已是较大剂量。如果此时仍无效，就应该改用其他药物治疗，或者加上其他药物联合治疗。

当然，从改用药物治疗之后，观察治疗的效果，从时间上看，就要从头开始，但是从疗效上看，有时与前一阶段的治疗效果也会有重叠、相加作用，换药的方法详见难治性抑郁症的治疗。

在急性期之后的6个月，也就是说在从第4个月至第9个月这段时间里，必须维持服药，这段时期称巩固治疗期，这6个月里，所用的药，原则上是原来治疗好转（或痊愈）所用的药不变，而且其剂量也不变。例如：某病人的抑郁症是服用文拉法辛150mg/d，获得痊愈的，那么从第4个月起巩固治疗时，还维持原来的剂量150mg/d，但是如果由于其他原因，如药物的价格太贵，不能承受；服药有不良反应等原因，换药也还是可以的，那么就要换用其他的相适应的药物，剂量也要大致相当，不可减药太快使巩固治疗期的剂量太小，否则还会复燃或复发。

在巩固治疗期的复燃、复发风险最大。多数病人，特别是老年病人，会在这段时间内（1年内复发率80%）复燃或复发，特别是在6个月内停药者，复发危险最大，因此，坚持原药、原剂量巩固治疗是非常重要的。

急性期3个月，巩固期6个月（即从第4个月至第9个月），第三期称维持期（维持治疗期）。

维持期需要多长时间呢？

维持期的目的是预防复发，什么时候会复发呢？如果让我确切地，明确地说的话，我只能说："不知道！"如果让我估计一下，我可以告诉您：一部分病人的复发与季节有关系，在秋天将临时，或者说一整个秋天，那么秋风扫落叶的秋凉，悲凉的气氛，会使人感到凄苦、悲哀，会苦上心头。这就是愁绪，情绪的低落。不是有的人也会在阴雨绵绵时，还会产生阴云密布在心头之情绪吗！所以秋季里最好不要减药、不要停药；另一部分病人在生活中会遇到一些坎坷，而老年人在退休之后，生活事件当中十有八九都是不愉快的，负性事件，都会带来心情的不快，那么在这些时候也不要改变药物治疗方案，如果感到心情明显不好，还应该找医生加些药才对；有的病人会无原因感到疲乏、无力、失眠、食欲下降，首先要去检查一下，是不是有躯体疾病了，如果没有躯体疾病的话，要想到是抑郁症复发的早期症状，要立刻找医生加药，千万不要耽误。

目前有个大致的规定，中国抑郁症防治指南小组规定：维持期药物治疗：如果是第一次发作（首次发作，过去没得过抑郁症）：维持期3～4个月，也就是说，从急性期治疗，巩固期治疗，到维持期治疗，加起来是一年或再多一些。

如果是 2 次发作（过去有过发病的病史，不过只复发过一次）的话，要维持治疗 3～5 年。

如果是 2 次发作以上（即过去有过 2 次复发的病史）者：要长期治疗，所谓长期是几年呢？不言而喻就是终生服药，但如果已经巩固 5～7、8 年者，我看也还是可以减药来维持治疗，甚至可以停药的，我认为不必像治疗糖尿病那样终生服药，但是，一定要密切观察复发的早期征象，及时恢复治疗。

所以，对不同的抑郁症病人来说，维持期治疗的时间也是不固定的，除此之外，还要根据病人的病情轻、重等具体情况决定。

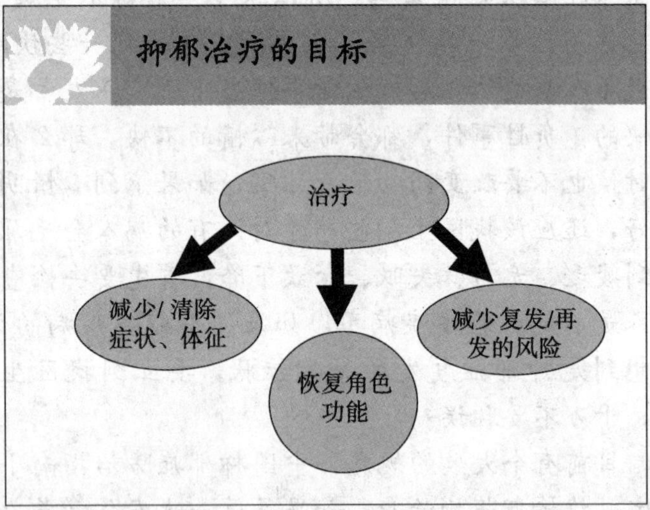

5.10 什么是药物的相互作用?

中药中有十八反，说的是这些药不能放在一起服用，其实，西药当中有些药物放在一起服用时，也会发生相互作用，这种作用可以使药效减弱，也可以使药效增加，也可以使毒性作用增加，甚至会发生危险，因此必须重视这些药物之间的相互作用。

药物之间为什么会发生这些不同的相互作用呢?

前面在介绍药物的时候，都介绍了一下药物的药代动力学资料，也就是说，介绍了药物到体内的吸收、与血浆蛋白的结合，药物的代谢以及药物的清除，这就是增加药物相互作用风险的药代动力学因素。

增加药物相互作用风险的药代动力学因素 *

- 较长的半衰期
- 较高的蛋白结合率
- 肝脏代谢的抑制
- 临床代谢产物

Preskorn 1997；Sproule et al. 1997；Greeenblatt et al. 1998

* 此表由杨森制药有限公司提供。

这四大步骤中，任何一个过程中，都可以在同时服用其他药物时，发生变化。例如，在吸收的过程中，如果是含重金属铝、钙等时，服用其他药，可形成非水溶性的复合物，则影响吸收，这种情况，在日常生活中吃豆腐（含钙多），同时吃菠菜的话，菠菜中的鞣酸与钙结合，形成不能吸收的鞣酸钙是同样的道理。

与血浆蛋白结合的影响，前面讲述 SSRI 类药物如氟西汀、舍曲林和帕罗西汀的血浆蛋白的结合率都在 95%以上，再与其他蛋白结合率较高的药物合并服用时，因竞争性结合，就会产生置换作用，使得氟西汀等药的游离药物浓度增高，而出现药物的不良反应，上面讲的如氟哌啶醇等药与三环类、或与 SSRI 类的氟西汀等药并用时都可能产生不良反应就是这个原因。

在肝脏内代谢，对药物的相互作用最重要的是药酶，主要在肝细胞内，叫 CYP 酶，又称为 P450 酶（细胞色素 P450 酶）。目前已知的至少有 5 种重要的 P450 酶的同工酶，即 CYP1A2、CYP2C9、CYP2C19、CYP2D6、CYP3A4，对 P450 同工酶的了解，有助于评价和选择可以合用的、交互作用小的药物。

仅以 SSRI 为代表，列举 SSRI 类药物对人体细胞色素 P450 同工酶的抑制强度。

SSRI对人体细胞色素P450同工酶的抑制强度

药名	细胞色素P450同工酶				
	1A2	2C9	2C19	2D6	3A4
西酞普兰	0	0	0	+	0
氟西汀	+	++	+～++	+++	+～++
氟伏沙明	+++	++	+++	+	++
帕罗西汀	+	+	+	+++	+
舍曲林	+	+	+	+～++	+

0：弱或无抑制；+：轻抑制；++：中度；+++：强抑制

（引自：王祖新著．抗抑郁剂的选择和注意事项．中华医学信息导报，2003.12（18）：17）

从上表可见不同的SSRI类药物对特定的P450同工酶的抑制作用和强度差别是很明显的，例如西酞普兰仅对CYP2D6有轻度抑制，而对其他4种同工酶没有抑制作用，所以与其他药物合并应用时，不良反应少见，舍曲林对5种P450同工酶的抑制作用也较轻，所以与其他合用时，不良反应也较少，而另外3种SSRI类药物由于对不同的P450同工酶的中度或强抑制作用，在选择合并用药时千万要多加小心。

例如：与抗精神病药物合用时：精神分裂症后抑郁是一个精神分裂症的亚型，而且重症抑郁时可以伴有精神病理症状，在这两种情况下，都需要抗精神病药与抗抑郁药合并服用，所以这两类药物合并应用十分常见，氟西汀和帕罗西汀因为对CYP2D6的强抑制，在与氟哌啶醇、氟奋乃静和奋乃静合并服用时，可引起氟哌啶醇、氟奋乃静和奋乃静血药浓度的升高，加重锥体外系症状（EPS）和其他不良反应；氟伏沙明和氯氮平合用可增高氯氮平血浓度5～10倍。

氟西汀也可增高2倍，因此氯氮平的不良反应明显升高，文拉法辛与氯氮平或氟哌啶醇合用也会使血药浓度升高，发生不良反应。最近报道帕罗西汀也会使氯氮平和维思通的血浓度升高。

当治疗难治性抑郁症时，合并应用两种抗抑郁药的方法是经常用的治疗方法之一，而且常常会取得一定的疗效。但如果合并的药物选择不当，产生的不良反应也是不容忽视的，所以要在选择前就要了解药物的相互作用，权衡利弊：氟西汀、帕罗西汀联合应用TCA时，可使TCA的血药浓度水平升高100%～300%，而发生中毒（详见TCA引起中毒死亡的病例）。氟伏沙明也可升高TCA的血药浓度水平，因此发生口干、便秘、震颤者较多，严重时可引起神志不清。

所有的抗抑郁药都不能与MAOI联用，否则发生严重的5-HT综合征。

与抗凝药合用：有报道氯伏沙明及文拉法辛、可升高抗凝药华法令的血浓度，使凝血酶原时间明显延长，目前许多冠心病进行搭桥术后的病人需要服用华法令，同时要监测凝血酶原时间，不能短，也不能长，如果延长就会带来出血的危险……据报道：氟西汀也有升高华法令血药浓度水平的问题，而舍曲林和西酞普兰对华法令的相互作用较小。

老年人服用茶碱者不少见，茶碱与氟伏沙明合用，如果氟伏沙明剂量较大，达到100mg/d时，有报道可以出现室性心动过速和茶碱中毒症状，少数

50mg/d 也发生恶心，食欲下降，室性心动过速等中毒症状，因此应禁用！

可见，在门诊治疗抑郁症时，病人应该把自己的躯体疾病，正在服用什么药物告诉医生，让医生选择合适的药进行治疗，如果说不清楚的话，取完药回家后，把家中正在服用的药和刚取回来的药品说明书对照一下，看看有没有不能合用的药，一般情况，药物说明书上都注明得很详细（国产药的说明书比较简单，如果不明白千万要问问医生！），看好了再服药！

对于医生来讲，在选择合用的药物时，在给有许多种疾病同时服用多种药的老年人服药时要小心进行选用药，一般来说，当前 SSRI 中的西酞普兰在与其他药合用时，不良反应较少，舍曲林也相对好些，SNRI 的文拉法辛及 NaSSA 的米氮平与 P450 酶的抑制均较少，与其他药的合用也是较好的选择。

5.11 如何为老年抑郁症病人选择用药？

首先，要明确诊断，一定要明确的是哪一类抑郁症？是原发的，还是继发的；是单相的，还是双相的？

原发的或者初发的，即老年之后，第一次发病，以前从来没得过的称为初发，这要从病史中仔细问明白，许多老人，还有其老伴以及子女都认为这是第一次，当医生仔细问时，常常会问出多少年前曾有抑郁发作，例如产后心情不好（产后抑郁）；过去得过神经衰弱（当时失眠，心情不好，上学都受影响等）这些症状实际上是抑郁症状，那么，有这些病史的，不管过去发病距现在有几十年，也不管过去那次犯得有多轻，有多重，持续多少时间，这次犯病都不是初发的抑郁症了。

只要有过抑郁症状的病史者，这次发生抑郁症状就认为是复发性抑郁症，要详细了解当时的病情、好转情况以及治疗情况，对本次用药都有参考价值。

如果是继发的，那么要了解是什么原因引起来的，一般来说，原因可能是多方面的，但要了解一下主要的原因，其实，不外乎是躯体慢性疾病的折磨或者出现了意外，如居丧反应（丧偶、丧子等），或者受到了其他的精神创伤（退休、财产损失等）。要把这件事告诉医生，医生会针对不同情况进行心理治疗（认知及行为疗法）。

如果是由于躯体疾病引起来的，要详细把疾病情况，如什么病，现状如何，现在用什么方法治疗等告诉医生。如果得的是脑血管病，可以把X线片带来给医生看，如果是高血压病，要告诉医生吃的什么药，如果正在服用复方降压片，降压0号的病人，医生会告诉病人，把这两种药换成其他降压药，因为这两种药的成分中有利血平，可以引发抑郁症，现在得了抑郁症，当然不能服用。如果患糖尿病，同时又有高血压的病人也很常见，如果病人正在服用二甲双胍治疗糖尿病时，治疗高血压病就不要选择吲达帕胺（寿比山），因为二者合用容易出现乳酸酸中毒的不良反应。

总之，得了什么躯体病，用的什么药，都要详细地告诉医生，好让医生选择用药时加以正确判断。

医生还要明确是单相抑郁？还是双相发作？如果在病史中只有抑郁发作（要问仔细！）那么就是单相抑郁，在用药治疗时，把重点放在抗抑郁药方面，如是在病史中有过一次（哪怕只有一次，短时间的），轻躁狂或情绪特别高涨的情况，就判定是双相发作，也就是说，有过躁狂发作，那么，在用药方面，一方面要治疗现在正在发作的抑郁相，也必须要兼顾潜在危险的“转躁”，一旦发生“转躁”，治疗会带来许多困难，所以，要加用情感稳定剂，来预防发生躁狂相。

各种抗抑郁药中，SSRI 和安非他酮的“转躁”率比较低，因此可以选用。另外合并服用情感稳定剂，如锂盐、丙戊酸钠或者卡马西平等药也可以。一旦抑郁症状好转，要很快地减抗抑郁药，继续用情感稳定剂继续维持治疗。

诊断明确有抑郁之后，还要进一步明确抑郁的症状，是单纯的抑郁？还是合并有焦虑的焦虑抑郁共病？如果仅仅是抑郁，那么选择抗抑郁药，如果是合并有焦虑的焦虑抑郁共病（许多老人都是共病，约占90％以上），那么就要选择对共病有效的药物，两者用药是不同的。

在诊断抑郁症症状的同时，要进一步明确病人抑郁症的严重程度，如果是轻度的，应该选择不良反应轻的，能稳定情绪就可以的，如黛力新、路优泰等药；如果是中度的或重度抑郁；要选择 SSRI、SNRI

或米氮平等药作为一线药物，如果有明显的自杀观念者，或者自杀行为的，要选择快速起效的文拉法辛或米氮平。如果是难治性抑郁症要细致加以分析，规范用药方法（详见难治性抑郁症的治疗）。

其次，重点要了解用药情况：要了解有没有家族遗传史，如果有的话，他们是怎么治好的，用药时有什么特殊情况，如过敏史，哪些药有效，哪些药无效，这些情况，会对给病人选择用药提供一些用药的有利或不利的启示。

要了解病人本人过去得过抑郁症的用药情况，哪些药有效，服哪些药有不良反应，如果有病历，把前面的治疗情况仔细看看，会对本次选择用药有许多帮助。

要了解病人现在躯体疾病用哪些药的情况，在选择用药时，小心药物的相互作用，防止发生可以避免的不良反应（详见药物相互作用）。

另外，还要注意病人的年龄、注意 60 岁左右和 80 岁左右的老人，在用药上是应该有较大差别的，特别是在前次用药的剂量上，千万要小心，不怕病人有些失眠、烦躁、发脾气的症状（说明他有力气！），就怕医生用药过量，给病人带来的神志不清，昏昏大睡，这会给老人带来其他问题（如走路不稳，跌跤造成骨折！卧床咳痰不利，造成肺炎等）。

要注意病人的一般状况，许多 70～80 岁的老人身体很壮实，而有的人还不到 60 岁，却是病魔缠身，体质很弱，用药时一定要仔细查查身体合并症的情况，是否消瘦，是否有贫血等等，这对于选择用药都十分重要。

病人的食欲如何？如果食欲不好、消瘦，在用药上，最好不选择SSRI类药物，因为这类药物在治疗初期有恶心、食欲下降，那么就会加重症状，SNRI的文拉法辛在治疗前几天也有类似不良反应，只有米氮平不仅没有食欲下降不良反应，多数病人可以增进食欲。当然，目前米氮平是自费药，价钱贵一些，如果有困难不选择该药的话，可以合并服用舒必利（此药有促进食欲、提高情绪的作用，应该小剂量服用）。

病人如果失眠较重，在服抗抑郁药同时可以选择有睡眠作用的药，如多虑平、米氮平、米安舍林（脱尔烦）、曲唑酮（美抒玉）等药，也可以加用安眠镇静药物，如舒乐安定、阿普唑仑、氯硝安定等药，如果入睡特别困难者，也可以短期内加用：多美康（咪唑安定）、佐比克隆及思诺思等药。

如果病人伴有精神病性症状，如有妄想等症状时，可选择左洛夏。也应合并服用抗精神病药，在合并抗精神病药的选择上，千万注意，一要小剂量，二要注意防止发生药物相互作用（详见药物相互作用内容）。

如果有脑血管病，如果有癫痫发作史，如果有青光眼等特殊疾病，在用药方面都应该加以仔细地选择，不一一叙述。

值得提出的是：病人对治疗的依从性是怎样的？

可以信任医生、会认真服药的病人，还是不会长期、按医嘱服药的？会认真细致观察不良反应，严格按医生嘱咐坚持用药，还是只要有点不良反应就会大惊小怪，马上停药的病人？这些问题，有经验的医生可以通过门诊的过程看得出来，一方面要耐心地叮嘱，详细讲解有可能出现的药物不良反应的正确认识，使病人了解是药三分毒！有治疗的正作用，也有药物的不良作用，不良作用持续时间不会太长，如果能坚持几天，就可以度过，之后，症状好转，不良反应也会减轻、消失……

还必须注意病人的社会支持系统如何？社会支持系统指的是病人的周围人，能够照顾他的各种人物，如有没有老伴？是不是老伴照顾他？有没有老伴差别很大，可是有的病人有老伴，但老伴多病，甚至病重，还需病人照料……子女有没有？如果有的话，是否很耐心、细心地照顾病人？还是很忙无法照顾，还是不忙却不把老人放在心上……总之，了解这些情况十分重要，有人细致、耐心地照顾的话，老人感到温暖，有生存的乐趣，产生自杀者少，愿意服药想治好自己的病，反之，不想活了，还吃什么药，治什么病呢？如果药物又没人替他保管，病人自己把药存起来，当成自杀的工具、手段了。因此，医生必须要对病人的社会支持系统的情况加以了解，才敢开药，如开多虑平、阿米替林病人如果吃多了就有危险，如开怡诺思、喜普妙、安定等药，病人吃上几十片也不会发生危险。所以，在门诊的时间内，要把谁来照顾病人，如何照顾的情况问清楚才能选择用药。

最后，医生选择用药，不仅要考虑诊断、病情、药物不良反应等等许多内容，也要站在病人的实际情况，特别是经济承受能力上，加以考虑。病人是可以公费报销一部分的，还是全都自费的，经济情况如何？能不能，买不买得起昂贵的药，因为服抗抑郁药和服抗生素药不同，后者就是贵些，反正，只用几天就行了。而抗抑郁药的治疗，至少三个月，甚至还需较长时间服药，病人的经济力量行不行，必须实事求是。因为有许多药可供选择的，所以要加以协商，便宜药，如三环类的多虑平、阿米替林等药，价格便宜、疗效也不错，只是不良反应较多（详见三环类药物介绍）。如果能耐受的话，可以从小剂量开始试用。如果经济条件较好，就直接服用不良反应小，见效快的药物，如米氮平或文拉法辛等药。我常对老人讲："健康是自己的，有钱买药吃，是为了自己的健康、解除疾病的痛苦是应该最舍得的。只有有了健康的身体，其他衣食住行才能谈得上……"当然了，为了买药吃，不吃饭也不行啊！

在给老人选择用药的同时，要了解老人治疗的条件，是在家？还是在敬老院？或是在住院？……各不相同，在选择用药时要详细问清楚，才好选择不同的药物。

总之，细心地选择，合理地用药，注意药物可能引起的不良反应，防止在治疗中发生意外等问题，都是极其重要的。

5.12 难治性抑郁症如何进行治疗?

什么是难治性抑郁症?从精神科的医生们的观点来看,常常是难以统一的,常常指的是给病人服用一定剂量的某种抗抑郁药,经过一定时间之后,仍旧没有疗效,那么,如果说是这位病人由于药物反应大,不能耐受治疗,或者对于这位病人,这个剂量对他来说血药浓度低(他代谢快、清除快)呢!所以需要有一个大家都遵循的标准。

1995 年 Thase 和 Rush 给难治性抑郁划分了一个等级。

难治性抑郁的分级(引自 Thaser 和 Rush,1995)

分级	以前的治疗
0	未经单一充分的药物治疗
	经过以下治疗失败:
1	一种足够的药物治疗
2	两种不同类的药物治疗
3	第二级加上一种合并治疗
4	第二级加上两种合并治疗
5	第四级加上 ECT

引自:George Stein &Greg Wilkinson. 著,吴敏伦,郭兰婷译. 成人精神病学. 上册,187 页

国内一般都以“经过两种足剂量、足疗程的抗抑

郁药治疗还无疗效的话，就定为难治性抑郁症”，以便与慢性抑郁、顽固性抑郁加以区别。实际上这些划分的标准，在临床工作中有时是很难区分的，常有混淆。

对于难治性抑郁症来说，如何尽快地取得治疗效果是十分重要的。

那么要十分细致、耐心地重新评价抑郁的诊断，要细致分析疗效不好的原因，是否有某些躯体疾病；是否有潜在的心理问题；是否有性格问题；是否有恶劣心境等等。如果确定为难治性抑郁症，那么，应该进一步研究其下一步治疗策略。

难治性抑郁症的治疗策略：

(1) 加大剂量：单一用药：

据过去的研究表明：任何一种治疗药物，都不可能对100%的病人有效，能够对60%左右的病人有治疗效果的就算好药。由于种种原因，其余的40%的病人无效者，应该继续加大药量，再等待一段时间，一般认为大约还会有15%的病人又产生了疗效，也就是说，疗效可以达到75%。所以足剂量，同时把治疗时间延长的话，会有一部分病人又产生疗效。不仅过去我们应用三环类药物，如阿米替林、多虑平是如此，目前应用的SSRI类、SNRI类等药均可再加大剂量，用药时间延长一些时间，才取得疗效。

(2) 换药：

在换药前要想得周到些，如为什么要换药？现在用的药剂量够不够？疗程是不是已经算充分了？有的研究者报道：大约仅有50%的病人接受抗抑郁治疗，而在这治疗的50%病人中，仅有20%接受的是较为充分的治疗，因此，在换药前要判定是否治疗已够充分。

还要明确病人是否会按医嘱服药及换药，也就是病人服药的依从性如何也很重要，病人能否坚持用新换的药物。

当病人经一种抗抑郁药足够的剂量，足够疗程治疗之后，仍无效者，换药常常会取得一定的疗效，所以换药是很常用的方法。

换成什么药？怎么换？

换药的原则是：

新换的药要与原来药相比，不良反应要少些；耐受性要好些；与原来用的药，或者与还需要同时服用的其他药，如降血压药、降血糖药等药的相互作用小些；服药方法简便些等等。

可以在同一类药物中调换，如原来服用多虑平无效，换成阿米替林；原来服用氟西汀无效换成舍曲林、西酞普兰，反之，也是可以的。因为，虽同属一类药物，但SSRI类五种药物的化学结构不同，药理作用也不完全相同，代谢的特点、药物的相互作用也不相同，因此，不仅可以互换，而且，换药后也常常会取得疗效，在许多研究报告中指出：西酞普兰对氟西汀无效的病人也会有效。

※

喜普妙对氟西汀无效者也有疗效

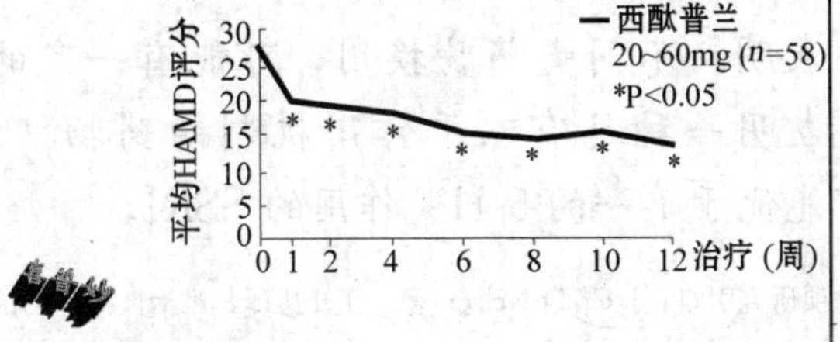

※

喜普妙能成功治疗不能耐受氟西汀的抑郁症患者

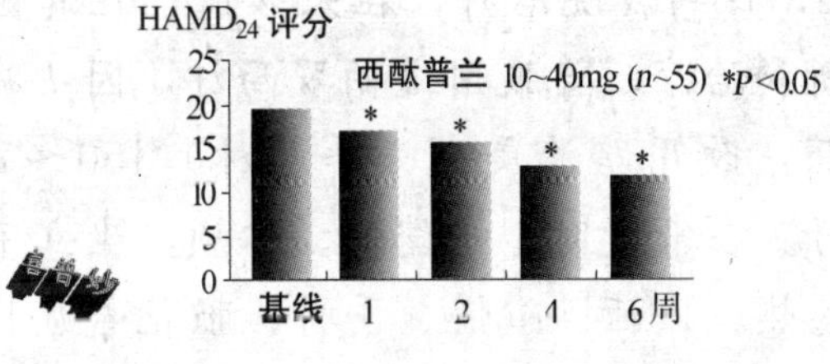

※ 以上两个比较表，由杨森制药有限公司提供。

换药可以在不同的药物中调换，如SSRI类药物换用文拉法辛。据1999年Poirer和Boyer的一项研究报道：他们对122例既往2次抗抑郁药治疗失败的重度抑郁症患者进行了文拉法辛和帕罗西汀（赛乐特）的随机、双盲、对照研究，既往每次治疗必须持续至少4周，2/3的患者在其中一次接受的是SSRI类药治疗，约70%接受TCA类药治疗。文拉法辛剂量

200～300mg/d，帕罗西汀 30～40mg/d，有效率：文拉法辛 52%，帕罗西汀 33%（P=0.04）；痊愈率：文拉法辛 42%，帕罗西汀 20%（P=0.01）。※此项研究结果表明：不同类药物换用，可能有一定的优势，同时也表明一种具有双重作用机制的药物（文拉法辛）可能优于单一的5-HT作用的SSRI。

※ 此项研究引自：J. Craig Nelson 著。江开达译，难治性抑郁的治疗，精神相关疾病论坛. 2003（4）；10

不仅可以从 SSRI 类换成 SNRI 类，也可以换成米氮平，还可以换用 TCA 类药物。

例如，一位肖某某，女，54 岁，干部，于 2003 年 1 月 13 日到我院治疗，在来诊前已在其他医院进行了诊断和治疗，曾服用过帕罗西汀，因头痛不良反应而停药，改用路滴美（麦普替林）150～75mg/d，症状未好。在来诊时，情绪低，心烦，坐立不安，伴忽冷、忽热、出汗、心慌、手抖、眼花等症状。情绪低时有想死的念头，患者有甲亢、高血压病：血压 170/100mmHg、冠心病等躯体疾病，性格：内向、要强、认真。进行仲氏自评量表测查：SAS 63 分，SDS 68 分，两项（焦虑与抑郁）都是中等程度。当日医生处方为：渐停路滴美，改用氟伏沙明 50mg/晚。

2003 年 1 月 28 日复诊时心悸、出汗有好转，仍感焦虑不安、食欲差，“不知该怎么过”？高兴不起来。当日处方：氟伏沙明 75mg/晚。

2003 年 2 月 25 日复诊时，无力症状加重，焦虑、急躁、坐立不安明显，出现自杀观念、饥饿感，却没有食欲，当日处方：换用米氮平，停氟伏沙明。米氮平从15mg服用，于第2日晚加至30mg/晚，之后，于3月25日、4月1日、5月27日均来门诊复查，症状时好时坏，好时自觉和正常人差不多，不好时情绪低落，什么都懒得干，话少，多卧床……在此期间将米氮平加至45mg/d，此情况一直持续到2003年年底，于2004年1月13日，换药：在米氮平减药的同时，加用TCA类的阿米替林，并告知病人及家属：阿米替林的各种不良反应和加药缓慢等注意事项，逐渐加至100mg/d。

2004年1月30日复诊时，病人表示，尽管药量少，但从第3～4天起症状好转，但近几天又差一些，但比原来（未换药时）要轻，当日处方：阿米替林加至150mg/d，继续减米氮平。

2004年2月27日复诊时，有笑容，谈吐自然，叙述自己2周以来，心情好，睡眠延长1小时，可以主动看电视，干家务活，有药物不良反应，如口干等等但可以耐受。

2004年3月25日复诊：心情好，又增加睡眠1小时，但自觉还未到病前的心情，当日处方：停用米氮平，加阿米替林至200mg/d。

2004年4月22日复诊时，自觉已与病前一样，生活方面也恢复正常功能，继续服药巩固治疗。

从这例病人的换药情况看，服用路滴美时效果不理想，而且不良反应较多（如心慌、冷热感、手抖、眼花、出汗等)。改用氟伏沙明后，不良反应减轻，但抑郁及焦虑症状加重，又换成米氮平，从15～30～45mg/d，已足量，治疗10个月仍时好时坏，未达到痊愈水平，直至2004年1月又换用了TCA类的阿米替林之后，疗效迅速，并于8周后获得显效，继续加药之后，疗效进一步提高达到痊愈疗效。

在换药时应该注意：

要了解病人对药物的耐受能力，因为每个病人的耐受力差别很大，对每种药物的耐受力也差别很大。

要了解后来用的药的剂量、半衰期，以便计算出换药的速度，和应该的清洗期（两种药不能合在一起用时，指的是前一种药完全在体内消除的时间）的时间，如，正在服用的三环类阿米替林的话，阿米替林半衰期是9～25小时，要换用MAOI类药的话，清洗期应该是2周（即停药后2周再换药），其实1周也差不多，但是，如果是由氟西汀换成MAOI类药的话，因为氟西汀，特别是氟西汀的代谢产物，去甲氟西汀的半衰期长达168～360小时（即14～30天），因此，至少要停用4～5周才能换药。

如果是从SSRI类药物间互换的话，可以不必很长时间的清洗期，要根据后来用药的剂量来考虑，如舍曲林无效改用西酞普兰时，舍曲林服用100mg/d的话，可先减成50mg/d，然后停药，直接服用西酞普兰就可以了；也可以舍曲林减至50mg/d时维持1～2周，在此期间，加上西酞普兰20mg/d，如有效，减去舍曲林，西酞普兰维持20mg/d或加至30～40mg/

d。

在换药时，还要注意后来药物的不良反应，如服用三环类抗抑郁药时，有较强的抗胆碱能作用，如恶心、头痛、腹痛、腹泻或便秘等症状，一旦停药过快，会发生反跳性的症状加重。因此要注意缓慢减药。

(3) 合并药物治疗：

在与其他药物的合并用药方面，可分成：合并其他抗抑郁药，如SNRI类+TCA类药物；合并情感稳定剂：碳酸锂；合并甲状腺素；合并小剂量的新型抗精神病药，如维思通、奥氮平或奎硫平等；合并应用丁螺环酮，合并服用中枢兴奋剂利他林等等。

在加用其他药时，千万要注意药物的相互作用，如SSRI类药中的氟西汀或者帕罗西汀因为抑制P450酶2D6，与TCA类药联合应用可使TCA类药血药浓度升高100%～300%而发生中毒；氟伏沙明也可升高阿米替林、氯丙咪嗪血药浓度，因此，合用时千万小心。而舍曲林、西酞普兰与TCA类药合用时，较为安全。

加用情感稳定剂时，只要剂量少些，均比较安全。

目前，对新型抗精神病药与SSRI类药物合用治疗难治性抑郁症的报道较少，还难以有个较明确的判断，在此不加以介绍了。

总之，在抗抑郁的治疗中，大约有70%～80%的病人有效，也有20%～30%的病人属于难治性抑郁症，治疗困难。慢性病程者，目前正在对这些病人的治疗方法进行研究。

近年来，对难治性抑郁症的心理治疗呼声很高，认为有一定的疗效，而且没有药物的不良反应，是可以与药物治疗同时进行的。

5.13 如何预防“转躁”？躁狂发作如何进行治疗？

“转躁”的意思就是：由抑郁发作转变成躁狂发作。这两种完全不同的临床相，是可以互相转换的，从抑郁发作转变成躁狂发作称为“转躁”，反之由躁狂发作转变成抑郁发作称为“转郁”。这两种状态的转换是经常看到的，所以过去的分类学上把这种病况称为躁狂抑郁性精神症。目前的分类学也把它们放在一起，称为躁狂相及抑郁相两种临床相，而且还有双相，指的是两种临床相在同一个病人身上全有，交替出现的称为双相情感障碍。这种交替的间隔时间不固定，长时可达几年、几十年，短时几天甚至一天之内都会发生两种临床相的转变，是一种快速交替，称为快速循环型。

抑郁发作（抑郁相）的病人以情绪低落为主要症状，反之，躁狂发作（躁狂相）的病人情绪高涨，高兴得过火，活动多得过分等。双相的病人当然就是一阵子（可长，可短）高兴，一阵子又不高兴了，高兴时自己认为一切都是美好的，自认身体也特棒，没有任何犯愁和痛苦的事情，洋洋自得，认为自己什么都比别人好，比别人强，看问题尖锐，思维敏捷，活动增多，参加一些活动时，往往都以自己为中心，滔滔不绝地夸耀，说话像演讲似的……（详见情感障碍中情感高涨）

为什么会“转躁”或者“转郁”呢？应该说，这是病情的转变，说明这个病人具有双相的特点，但是并不排除有药物作为诱发因素的成分，所以，当病人过去有过躁狂发作病史者，那么，此次是抑郁发作时，不仅要进行抗抑郁治疗，同时为了预防突然“转躁”也应该加用情感稳定剂，防止发生躁狂；同样的，目前如果是躁狂发作的病人在控制躁狂的同时，千万不要忘了很可能会转变成抑郁，这种从高兴到极大的悲痛的心理反差，最大的危险就是病人无法承受的，快速发生自杀的危险!!

当病人从躁狂发作转变成抑郁发作时，病人痛苦，病人承认是有病，要求医生进行治疗，希望快点解除心理上的痛苦，除了防止发生自伤、自杀之意外，不会带来其他的社会问题。但是，从抑郁发作转成躁狂发作时，病人自觉病好了，家属也认为病好了，特别高兴，比原来没病时还好，又高兴、又聪明……但是可能会到处提意见（提得多数是对的），找碴（也有别人的不对）等等，家属此时却认为病人说得都对，是别人不对，如果医生在此时，要求病人进行抗躁狂（服用情感稳定剂等等）治疗时，病人和家属都会反对，甚至病人会认为这是医生有意在整自己……因此，给治疗及护理带来许多困难。这种情况下，如果不是事先给家属打了招呼的话，家属也会不理解，使得医生感到非常无奈，病人有权利决定自己吃不吃药，如果家属也反对给他吃药进行治疗的话，医生又有什么办法呢！

躁狂发作如何进行治疗呢？

目前常用的情感稳定剂，主要有：

(1)碳酸锂，又称锂盐，对轻度躁狂效果很好，对典型的躁狂发作效果也好，双相情感障碍，特别是快速循环型病人服用锂盐的效果不好。

锂盐因为有效的治疗浓度和中毒的浓度之间有互相重叠，非常接近，所以在常规用药时也可能发生中毒。因此，应该在进行治疗时，常规监测血锂浓度，在1.0mmol/L为正常水平，如果血锂浓度在1.4～2.0mmol/L就被诊断为轻度锂中度，2.0～2.5mmol/L为中度锂中毒，2.5～3.0mmol/L为重度锂中毒。

锂盐吸收快，其半衰期为20小时，如果有肾功能不良，肾衰，老年人则影响肾脏排泄，更容易导致中毒。

锂中毒有时需要靠临床症状来判定。但一定要细致地加以观察。主要有三组症状：

①胃肠道症状：恶心，严重时呕吐；腹泻，甚至大便失禁。

②小脑运动异常：轻度时仅有细小震颤、中度时有粗大震颤，可有肌阵挛；说话口齿不清，构音困难；重度时共济失调，活动时出现舞蹈样动作，走路不稳，此时可出现脑电图异常、发生惊厥等。

③大脑功能异常：轻度时注意力不集中，中度时可有定向力障碍（不知当时的时间、地点等），严重时，情感淡漠，神志不清，直至昏迷。

正因为治疗剂量和中毒剂量相当接近，因此，加药缓慢，应密切观察中毒的早期症状。一般剂量选择要因人而异，门诊病人因为剂量常由于病人的依从性不同，剂量不宜超过1000mg/d，病房病人可加大至1000～2000mg/d，老年人应减少剂量。

锂盐的禁忌证：

肾功能衰竭、心衰、急性心梗、室性早搏、低钾、低钠饮食的病人、妊娠的头3个月内等应禁用；帕金森病、癫痫、糖尿病、甲状腺功能低下等病为慎用。锂盐可以加重银屑病和痤疮等皮肤病，因此也应慎用。

锂盐的不良反应：约20%的病人服用后基本上没有不良反应，约30%有明显的不良反应。不良反应的发生主要与剂量大有关系。

不良反应是一过性的，常见的不良反应有：口干、口中有金属味、手颤、肌无力和疲乏感，稍严重时，有反应迟钝、注意力不集中、烦躁不安、缺乏主动性，甚至可有短时间的记忆力下降，可发生多尿（早期），多尿引起口渴、失眠、体重增加，也可引起脱水，进一步导致锂中毒……

当出现明显的不良反应时，应该想到：这可能已经是轻度中毒症状，必须及时地测查血锂浓度。

锂中毒并无特殊的解毒药，抢救时主要是洗胃、输液、维持电解质平衡，可采用血液透析疗法，但由于透析后，锂盐从组织中可以又排入至血中，还需要再次进行透析治疗，脑内、中枢神经系统的锂盐清除很慢，因此要防止反跳，而且血锂浓度的恢复较慢是一大特点。

服用锂盐治疗躁狂发作时，还要特别注意的是：锂盐与许多药有不良反应，所以要了解同时是否还服用其他药，主要的药物有：抗精神病药合用时，可能引起严重的脑损害症状，如高热、神志不清；与抗生素合用时（如四环素、红霉素、甲硝唑等），与利尿剂合用时（不包括速尿），均可引起锂中毒！

当躯体疾病，如发热、呕吐、腹泻或大量出汗时，都会引起锂在体内潴留，导致锂中毒，因此，当有身体的感染等躯体疾病时，锂盐都需要减药，必要时要停用。

（2）丙戊酸钠：也是常用的情感稳定剂。

此药是目前广泛应用的抗癫痫药，此药口服吸收快，主要在胃内吸收，比较容易引起恶心和胃痉挛。此药与蛋白高度结合，结合率为80%～95%，半衰期10～13小时，肝病患者的半衰期延长。

此药治疗躁狂发作的机制至今未明，但治疗效果较好，对急性躁狂以及双相情感障碍的治疗及预防复发都有效，特别是对混合性情感障碍，快速循环发作效果好，在用药的不良反应方面优于锂盐，耐受性好。

口服剂量从0.2～0.4g/d，逐渐加药至0.8～

1.2g/d，可分为 2～3 次/日服用，最好在饭后服用，可防止发生恶心及胃痉挛。

丙戊酸钠不良反应较少，服药剂量大时，可有不良反应，主要有：

常见的：恶心，震颤，镇静，体重增加。

少见的：呕吐，腹泻，走路不稳，脱发，口齿不利落、肝功异常（转氨酶升高）。

极少见的：血小板减少（可逆性，停药好转），水肿，粒细胞减少，胰腺炎等。

所以服药期间要定期测查血生化、血常规。

丙戊酸钠与其他镇静药合用的相互作用主要有：与锂盐合用可加剧震颤；与三环类抗抑剂合用，特别是与阿米替林合用，可使丙戊酸钠血浓度升高；与氟西汀合用也可以使丙戊酸钠血浓度升高；与抗精神病药合用，可加重镇静，加重锥体外系不良反应，如震颤、肌肉强直等。也可能发生木僵，严重时可发生神志不清；与安定、苯巴比妥合用时，也可增加镇静作用。

总之，应注意与各种镇静药合并应用时，都应减少剂量，防止过度镇静，一般用量少时，不良反应轻，可以耐受。

（3）卡马西平（又称酰胺咪嗪、痛痉宁），也是一种广谱抗癫痫药，因为发现治疗癫痫时，病人的焦虑、躁动、激惹行为以及抑郁情绪都有好转，经过研究之后，作为情感稳定剂，目前已广泛用于对急性躁狂发作的治疗。

此药口服吸收慢，且无规律性，个体差异很大，吸收后迅速分布全身组织，血浆蛋白结合率70%～80%，体内分布不均匀，以脑、肝、肾中浓度较高。半衰期因人而异，短的5～26小时，长的可达18～55小时。

卡马西平除了抗癫痫之外，对急性躁狂、混合性躁狂、快速循环双相情感障碍疗效较好。对躁狂发作有预防作用，是锂盐治疗的补充。有的对锂盐无效的病人，应用卡马西平之后，获得显效。

主要禁忌证：

严重的心、肝病患者禁用；对卡马西平过敏者禁用，老年人应慎用，有致畸作用，孕妇禁用，锂盐也有致畸作用！因本书以老年人用药为主，故对这些不良反应叙述从略。

服用剂量：因个体吸收，代谢的差异较大，所以用药时，宜从小剂量起用，加量缓慢。一般从100～200mg/d，分次服，可加至600～800mg/d，分2～3次服用。

主要不良反应：

约有30%～50%的病人有轻重不等的不良反应。

常见的：恶心、呕吐、口干、嗜睡、无力、视力模糊、眼球震颤，时间较短，可以缓解，但老年人较敏感。应密切注意。

少见的：过敏性皮疹，严重时可有剥脱性皮炎，有生命危险；心脏传导阻滞，有心脏病者禁用，老年人慎用；肝功异常并不十分少见。尤其在用药1个月内，要密切观察，查肝功能。老人较多发生低钠血症，表现为利尿，应停药！罕见的是粒细胞减少症和再生障碍性贫血，虽然极少，但应加以观察，如有发热或其他感染症状，应立即测查血常规，及时就医，不可掉以轻心！

卡马西平与其他药合用的相互作用也必须重视：与抗精神病药，如氟哌啶醇合用，可使得这些药的血药浓度降低，与华法令、茶碱等抗哮喘药合用，与三环类抗抑郁药合用，与安定类药物合用，与口服避孕药合用，都可以降低这些药物的血药浓度。例如，和避孕药合用可使避孕失败，就是这个原因。马卡西平与氯氮平合用可使粒细胞减少的风险加大，因此，应禁止合用！

以上三种常用的情感稳定剂在用药时都要密切注意药物的不良反应和与其他药合用时的药物相互作用。

近年来又有一些新药问世，如拉莫三嗪等药，因本人应用较少，没有什么经验，仅简单加以介绍：

拉莫三嗪是一种苯三嗪的衍生物，原来是抗癫痫药物。经研究对双相Ⅰ型情感障碍的维持治疗有效，可以明显延迟需干预的情感症状的再发，也证实对双相抑郁的急性期治疗有效。对急性躁狂的疗效尚未得到证实。一般认为拉莫三嗪的耐受性良好，最常见的不良反应有头痛、恶心、感染、失眠、腹泻和震颤等，约有0.1%的患者出现严重皮疹。服用拉莫三嗪没有体重增加。

关于剂量和用法：

起始剂量为25mg/d（第1、2周），于第3、4周可加至50mg/d，第5周可加至每日100mg。从50mg/d起可每日顿服或分两次服用。第6周开始可加至200mg/d，不需再加大剂量。

如有肝功能损害者应减少剂量。一旦发现皮疹，无论皮疹的发生是否和拉莫三嗪明确相关，都应立即停药！

5.14 用什么方法治疗焦虑抑郁共病？

焦虑症和抑郁症的关联，近年来受到广泛的重视，过去把它们认为是单一的，独立的疾病单元，虽然也有些相关，如，认为有一种神经症性抑郁，合并有明显的焦虑症状。近年来，已经较少在临床上发现有典型的抑郁症，多数都有焦虑症状合并存在，而且发现许多后来诊断为焦虑症、恐惧症、社交焦虑症的病人，经过一段时间之后改变诊断，诊断为抑郁症的不乏其人，当今临床上，竟是焦虑抑郁共病者为最多见的临床类型。

焦虑抑郁共病的治疗已成为当前最需要加以研究的课题了。

据我的临床经验，我的治疗方法有以下三个方面：

（1）选择有抗抑郁作用，又有抗焦虑作用的抗抑郁药：

这种选择的优势有：

用药种类少，许多老年病人，有慢性躯体疾病，在来门诊时，为了治疗躯体疾病，已经正在服用几种，甚至十几种药了。如果我们再给加用几种药的话，很难观察是哪种药有效，哪种药无效？也很难观察是哪种药有不良反应，哪种药没有不良反应？也很难判断哪些药物之间的药物相互作用，因此，只加上一种药的话，了解这些问题就很方便。

服用方法简便，仅服用一种药，病人会有较好的依从性，容易记住用法，容易接受，那么治疗才会获得效果。

可供选择的药物有：

SNRI的文拉法辛：特别是缓释剂型的怡诺思，服法方便，具有抗抑郁症状和抗焦虑症状的优势，它是第一个获得美国FDA批准治疗广泛性焦虑症的抗抑郁药，据研究，连续使用6个月治疗广泛性焦虑症的疗效已被证实，能够达到临床痊愈，治疗剂量常常比治疗抑郁症时略大一些，可逐渐加量，可达到150～225mg/d。老人常用量为75～150mg/d，应观察血压的变化。

SSRI类的药物都可选择。但五种药物之中氟西汀早期的不良反应中焦虑、失眠、体重下降等较多。起效也较慢，老年人有多种躯体疾病，同时服用其他药物的病人，应特别注意药物的相互作用，最好选择西酞普兰或者舍曲林，这两种药与其他药物相互作用较少，比较安全，不良反应也较少，如果应用西酞普兰，剂量可达到20～40mg/d，老人可20～30mg/d，如果应用舍曲林的话，剂量可达到100～150mg/d，老人可用50～100mg/d。

NaSSA米氮平：由于其对抗焦虑、增进睡眠以及抗抑郁疗效快的优势，用来治疗共病也是较好的选择，剂量从15mg/晚起用，可加至30～45mg/晚，如有发热、感染等身体不适症状应查血常规。防止白细胞减少的不良反应。

三环类药物：于对经济困难的病人来说，三环类药物疗效肯定，除了有较明显的药物不良反应外，从治疗效果上看，也是一个较好的选择（不良反应详见三环类药物介绍）。

其中多虑平、氯丙咪嗪和阿米替林，都可以选择。用法都应从小剂量开始，逐渐加至每天100～150mg，应中午一次，晚上一次服用，剂量为晚上服药多些。如100mg/d的话，可中午25mg，晚上75mg；如150mg的话，可中午50mg，晚上100mg，这样白天的疲乏无力、嗜睡等不良反应就会减轻，可以耐受，千万不可三次口服剂量平均分配。

（2）抗抑郁药＋抗焦虑药：

这种选择的优势有：

起效快，当然，这种起效快的优势有还是没有，要看医生所选用的抗焦虑药是什么药来决定，还要看病人是否已经在过去已经长期用过这类药，以及对这类药的敏感及耐受性等多方面因素来定的。因此，因人而异，个体差异很大。但是，在多数的情况下，比单一选择抗抑郁药治疗，见效明显加快，特别是有少数病人会有立竿见影的戏剧性效果。见效快，对于焦虑病人起了极大的作用，使病人安心治疗，建立了自信，增加病人的依从性。对于焦虑症病人来说，担心好不了，反复换药，不相信医生的治疗等等情况都会减少是最显著的特点。上述症状是由其病态造成的，是病态的表现，所以药物见效快的优势是极其重要的，不可忽视。

对附加的失眠、烦躁等症状有效，也就是说，先见到的是抗焦虑症状的疗效，在等待两周左右抑郁症状见效的过程中，焦虑症状已先开始获得疗效。这自然也减轻了抑郁的程度，减轻了病人对疾病的痛苦，对预防病人在极度痛苦中产生自杀企图的危险性有很大的益处。

缺点是：增加了用药种类。也有可能增加药物与其他药物之间的相互作用；也可能对病人原来有的躯体疾病带来不利的影响；也可能由于药物的镇静作用，有下肢无力等问题，使得老年人容易摔倒，带来骨折等不幸事件。这就是我们希望避免的，因此，在用药时，要事先向病人及其家属加以说明和叮嘱的问题，防患于未然是非常重要的。

用药的选择有：

在选择抗抑郁药时，常常选择SNRI、SSRI和NaSSA。不选择三环类药物，主要是因为三环类药物本来已经有较强的镇静作用，如果再加抗焦虑药就会加重镇静作用。

在选择抗焦虑药时，首先选择的是苯二氮䓬类中的药物，根据焦虑程度的轻重，是否伴有失眠，失眠的轻重，失眠的阶段性特点，如失眠是前段：入睡难；中段：易醒、多梦、睡眠浅；后段：早醒，醒后不能再睡的特点，来选择用药。

如果白天焦虑不安，心神不定，坐立不安以及烦躁等症状较重，伴有明显的入睡困难。但睡着之后还可以睡得比较好者，应重点放在白天抗焦虑上来用药。那么选择罗拉或舒宁，每日 3 次，每次 1 片，再加上某种抗抑郁药即可，或者将罗拉或舒宁，中午 1 片，晚上 2 片。这种方法适用于症状轻度或中度的病人，尤其对于体弱多病的老人更为合适。

如果症状较重，尤其夜间失眠重，早醒明显的病人，可在上面药物的基础上加用阿普唑仑或者氯硝安定，均应该从小剂量开始，如用阿普唑仑可从半片～1 片起用（0.2～0.4mg），可加至 0.4～0.8mg，入睡前服用；如用氯硝安定更应多加小心，因为疗效维持时间很长（因人而异），有的老人在夜间起床，甚至在第二天早上起床后仍感乏力、头晕、下肢发软，会在起床后，走路时摔跤。有的可因此发生骨折！所以，要极小心地看护。首次用药，要根据病人的年龄，体质强弱，过去有没有用过安定这类药物等等情况加以分析，决定首次用药剂量的大小。有时可用 1/4 片（0.5mg），也可用半片（1mg），如果效果不好的话，逐渐加药。加药也要每次加 1/4 片，当然如果是位 60 多岁身体较好的老人，也可以从半片起服用。无效就再加半片，千万记住，老年人不可用到每次 2

片（4mg）！

如果白天焦虑比较严重，服罗拉或舒宁的疗效不满意。可改用阿普唑仑，可在早晨、中午各服用半片，年纪轻的病人可用1片，抗焦虑效果会好些，但老年人常常会有头昏，乏力，嗜睡，口干等不良反应。晚上入睡前服用2片（0.8mg），有的病人会有多噩梦的不良反应。

苯二氮䓬类作为当前应用最广泛、疗效肯定、起效较快的抗焦虑药，其不良反应较少，较轻（详见苯二氮䓬类药物介绍）。

（3）抗抑郁药＋抗焦虑药＋其他药

这是在以上两种用药的基础上，又加了其他药物的方法。

为什么需要再加上其他药呢？这是根据病人的附加的躯体症状来决定的，不少的病人有食欲下降，进食无味、不思饮食、恶心等，已产生明显消瘦，或者有较明显的腹胀、腹部不适的症状，为了缓解这些症状，我选用舒必利，目的是促进食欲，并可减轻或消除服用SSRI或者SRRI类药物引起的恶心等消化道不良反应，舒必利同时还有稳定情绪、调节情绪的作用，与罗拉或舒宁的抗焦虑作用可以有相加的作用，又可治疗消化道的症状，一举两得，服药后部分病人食欲增加、有的还会略有体重增加，因此，病人较为满意。如果病人的食欲较好，或者较肥胖的不可加用舒必利。

有的病人在用药前常常会看药物说明书，而目前舒必利的说明书中已把原来对消化科用药的适应证以及原来称为“止吐灵”的内容全部删去，仅写明是治疗精神分裂症的药物，也未说明其对治疗情感障碍的辅助疗效。因此，在准备给病人应用舒必利药物之前，应该将舒必利的功效向病人及家属讲明白，以便安心服用。

用法：舒必利早、午各1片，在饭前20～30分钟服用，少数病人有困倦的不良反应时，可在中午及晚上入睡前两次服用，极少数人服用至3片/d。如食欲好转可减药至中午饭前1片，焦虑症状好转后，可停用舒必利。

如果给病人服用的是三环类抗抑郁药的话，不必同时服用舒必利，因为会引起震颤及口干等不良反应的加重，所以，要加用什么其他的药物，要有目的，要因人、因所用的药物及其他各种情况，综合考虑，并不是千篇一律固定不变的，对于老年人服药来说，少一些种类，少一点剂量，密切观察不良反映情况，及时减药是十分重要的。

有的医生喜欢加用黛力新，此药是抗抑郁药和抗精神病药（三氟噻吨）的复合物，具有一定的抗焦虑、抗抑郁和振奋精神的作用，但仅对轻症有效，疗效不明显。老年人长期服用时常见有手足震颤等不良反应。与其他抗抑郁药（特别是三环类抗抑郁药）合用时应小心药物相互作用，禁止与MAOI类药物合用！

5.15 如何帮助抑郁症老人转变观念?

抑郁症老人有什么病态观念是应该转变的呢?为什么要转变呢?转变了这些病态的观念对治疗抑郁症有什么关系呢?

抑郁症老人对自己的疾病不认识,不知道是得了什么病?一部分老人有较多躯体症状的,认为得的是目前经过检查,还没查明白的某种严重的疾病,所以才这么难受与痛苦。

作为医生,首先要让老人把他的病痛讲出来,细心地、耐心地倾听老人的诉说,要站在可以理解他的痛苦的立场上,有时还要告诉老人:“我知道您的痛苦,您的痛苦与其他疾病比较起来,是世界上最痛苦的疾病,正因为有这么强烈的痛楚,才会痛不欲生……”为此,老人立即就会信任医生,认为这位医生了解自己的病痛,了解自己的处境……就会对医生产生了信任感,老人会把从来没向别人(包括亲人在内)说的隐私,如自杀的念头以及产生抑郁心情的心理因素等等内容告诉医生,这时医生要向病人保证,我们会对他的隐私保密,这是我的职业义务。

有时候,我们会遇到一些病人,或者病人家属要求单独与医生交谈,我们都应该尊重这种选择,免得他们在叙说时,会因为怕失去面子、尊严而感到忐忑不安或尴尬,我们要耐心倾听,还要支持鼓励病人或者家属,让他们知道医生不仅对他们是尊重的,还是非常关怀他们的。因此,他们会感到安慰,并开始对医生产生了信任，这一点在临床工作中，常常会起到“立竿见影”的效果。

有的病人会告诉我，他在综合医院门诊看病时，医生连听都不爱听，只听了几句话，药方就开出来了，不让自己说完……表示：“今天我算说痛快了，心里舒服多了”……这就是“疏泄方法”，是心理治疗的方法之一。这种细心、耐心地倾听病人的叙说，在家里也是可以进行的，当然，与向医生谈是不一样的。这里有医生的职业性的身份，病人会给予特殊的信任。

在听完病人的倾诉之后，医生必须以关切的、诚恳的态度向病人讲解他的病，为了让病人相信医生的判断，常常会让病人进行一下心理测查，让他到心理测查室去自己填写焦虑和抑郁的测查表，这是他自己进行评定的，焦虑和抑郁的分数，说明他的焦虑及抑郁的严重程度，在这个基础上，帮助病人分析他的疾病特点，他的疾病诊断和严重程度。然后要告诉抑郁症老人，他的病是可以治疗的，是有特效药可治疗的，可以在近期内获得疗效的……

我在临床工作中，经常与第一次来门诊的，有自杀企图的，或者已经有过自杀行为（自杀未遂的）的老人，签一个口头合同。病人要保证不再采取自杀手段，要好好安心治病，耐心地等待病情缓慢地好转起来，告诉病人及家属无论服用什么药都不可能一下子突然的病就全好了，这是不现实的，不可能的。“来病如枪打，去病如抽丝”，这才是治病的规律。还可以告诉病人及家属，我要选择的药见效的大致时间，让病人及家属有个心理准备，也有个盼头，当然还要告诉：每个病人的好转规律都是各不相同的……我将会向病人保证：尽力为他选择见效比较快、不良反应比较小和比较少的药物，希望能尽快地让他的病好起来，让病人的心情好起来。病人心情好了，就不会再有自杀的念头，病人可以安心等待药物疗效的出现。

这种合同虽然并不具备法律效力，但是，也不是一句空话，这是给病人的一个承诺，也是对病人的一个极有力的支持，让病人有了治病的信心，让他自己积极地、安心地养病，不要认为反正好不了，不如死去，克服无助感和无望感，对于预防自杀企图及行为是非常重要的！因此，许多第一次来诊的病人，听到这些之后，常会有欣慰的表情，甚至会出现很久没见到过的笑容，有的病人会在临走时明确告诉医生“放心吧，我保证不死了，相信您。我觉得好了一半了”！这实际上就是一种心理治疗——支持性心理治疗，是给病人以希望和信心，但是这种保证要实事求是。我的保证是：我尽力为病人选择见效快的药物，不良反应小的药物。希望病人会好起来，这不是一句空话，也不是一句假话，更不是吹牛，我会和病人协商用药，因为有许多不同的药物可供选择，有的药好得快，但是比较贵，经济上能不能承受，有的药效果也不错，但是不良反应多一些，身体能不能受得了……

在给病人开药之后，我会详细地向病人介绍我开的药是治什么的，药效大致在什么时候出现，应该在什么时候，如早、晚，饭前还是饭后……服用。注意和哪些药不能合用……我常常会把药物的用法写个小条交给病人或者家属，免得回家之后，不记得服药方法而无法正确用药。所以指导病人的诊断、疾病的性质、治疗方法等等内容是很重要的，这才能取得病人及其家属的积极配合，才能取得效果。记得一位病人，3 月 5 日门诊时我给开了一个月的药，5 月底复查时，说没好。当问到用药情况时，他说：药还没吃完，这两天有一种药吃完了，才来拿药，还强调说“没好”，认为疗效不好。我真是毫无办法，一个月的药吃了两个半月，还没吃完，怎么会见效呢？我以为是我没交代好用药方法，当我细问时，他低头不语，有点不好意思，说自己觉得好些了，就停药了，这几天不好，又把剩下的吃完……医生对药物的选择，药物剂量的选择是有一定根据的，希望病人按时来复查也是有必要的。如果病人不来门诊我们也没办法去追踪，因为我们不是社区医院、地段医院都认识病人，作为大医院一天看十多位病人，许多病人大致相似，又不完全相同，看过之后就不记得了，所以，在门诊时间里，我们尽可能地交代清楚，请病人及其家属要按照医生的指导去按时、按量服药，按时来门诊复查，只有这样，才能取得预想的疗效，否则就会前功尽弃，这恐怕也是病人及家属所不希望看到的结果吧！

在治疗好转的过程中，在几次给病人治疗的过程中，医生逐渐地了解了病人的心理状态、性格特点以及家庭环境等多方面的情况之后，要针对病人的对待事务的一些消极的观念等问题加以指导。例如，许多抑郁的老人看问题总是想到不利的方面，帮助老人转变这种心态，医生会给他讲述一位老太太的故事：这位老太太有两个女儿，都已出嫁了，大女儿是位开染坊的，二女儿是卖雨伞的。每当下雨天，老太太就发愁，因为大女儿染的布料、衣服晒不出去，生意会受损失，怎么办呢？看着下雨天发愁；但是天晴了，又发愁了，二女儿的雨伞卖不出去了呀！所以，无论是晴天还是下雨，老太太天天都发愁。如果换一种观念：下雨时，想着二女儿的雨伞销售好，晴天对大女儿的生意也会好，那么不是天天都会高兴吗！所以，任何事情都有两个方面，不是常常说“坏事可以变好事”吗！一个老人要想到生活当中会遇到许许多多的事情，总是有好事、也有不顺心的、烦恼的、麻烦的事情，要想想，如果清一色都是好事情，怎么可能呢！别忘了不是有句老话叫“福无双至”吗？七彩的或者说是多彩的生活，就是在好好坏坏的事情当中度过来的，这就是生活，一个人要开朗，要能够适应各式各样的坎坷和逆境，只有渡过了艰难，才更能体验到幸福与欢乐。老年人要自找乐趣，叫自得其乐，千万不要自寻烦恼，遇到困难，要正视困难，克服困难，并从中得到乐趣。得了抑郁症或者其他躯体疾病也是一样，通过治疗疾病，认识了这种疾病，增长了疾病的知识，还通过治病认识了医生、护士，认识了许多病友，甚至成为了朋友，这不都是好事吗！恐怕都是坏事变好事了吧！其实，应该有一个最大的收获，就是让自己改变性格，从一个过分认真，要求自己过高、过严，过于谨慎、胆小、好思虑的人，变成一个开朗、豁达、拿得起，放得下的、“车到山前必有路”的、知天命不犯愁的老人，别以为自己老了，性格已经改变不了啦。人的性格是可以改变的，关键是，过去没觉得自己的性格有什么不好。抑郁症病后才发现自己的性格弱点，努力去改变对事务的看法，往好的方面去看、去想，自己的心情就会好起来，性格也就开朗起来了。

在治疗抑郁症的过程中，特别在症状好转的过程中，帮助病人，特别是老人，认识自己的发病原因，认识自己在对待事务上的悲观的、灰暗的观念是必须应该改变的，只有改变了这种对自己疾病的复燃、复发不利的观念，疾病才能巩固，才能彻底好起来。

综上所述，要改变抑郁老人对抑郁症的认识，要了解治疗的药物，药物的疗效，不良反应特点，要了解治疗的全病程、长期性，如何进行巩固治疗的观念。为了进一步预防复发，改变自己对待事务的消极观念，改变自己的性格中的弱点，生活是美好的，也是多彩的，在生活中磨炼自己、提高自己、净化自己吧！

5.16　如何帮助和护理抑郁症老人？

抑郁症老人不仅心理痛苦，心情不好，悲伤不能自拔，在身体方面也有许许多多的痛苦，许多的身体的不舒服症状，如食欲不好、吃不下饭、睡不好觉、全身不固定部位的疼痛……

(1) 要关心老人的身体情况，身体各种不舒服的症状，有针对性地帮助老人解除这些痛苦，要给老人做些可口的、过去喜欢的、易于消化的、有营养的饭菜，促进病人的食欲，如果不想吃时，要在一旁鼓励、劝说，甚至让老人为了维持生命的需要，为了治好病，“把饭菜当药吃，也要吃下去”！吃得特别少的老人，家属要估量一下大致有多少入量（包括饮水在内），绝不可每天少于1500～2000ml，相当于5～8杯水。

对老人的睡眠情况，要细致地观察并加以记录。有的老人已经睡着了，却不承认睡了，不要与其争执，这是一种睡眠缺失感，也是一种失眠的症状表现，一方面病人不觉得自己睡着了，另一方面病人没有睡醒之后的解乏的感觉，甚至比没睡之前还难受，因此一口咬定说：“我真的没睡着！”病人对失眠的痛苦，是应该给予同情，给予帮助的。家属应该协助医生给病人服用镇静安眠药。奉劝家属一句：在这种情况下，不要给“假药”，指的是家属用维生素等药，说成是安眠药给病人服下，有时也会让病人睡着了，因此家属很是得意自己的方法，这是因为病人对家属的信任，以为服下了安眠药，情绪平静了，所以睡着了。但是时间不长，就会又醒转过来，反而更加难受，如果发现了自己亲人在骗自己的话，只会加重他的焦虑和抑郁心情，甚至认为亲人已经不愿意照顾自己……更加丧失自信，产生自卑，甚至产生自杀观念。病人失眠的症状是十分痛苦的，要支持他用药来减轻痛苦，许多老人，包括病人和家属在内，对服用安眠药，甚至是抗抑郁药都有顾虑，怕会形成药物依赖（上瘾），反复询问会不会上瘾，撤不下来怎么办？虽然长期服用安眠药的确存在药物依赖的问题，但是并不是非常严重的问题，不会像吸食鸦片、海洛因那样。在医生的监护与治疗下，形成药物依赖者极为少见，应该先解决抑郁症的失眠症状，症状好了，自然会逐渐减药及停药。选择用什么药是医生的事，按医嘱的剂量和用法给病人服药就是家属护理的责任。服用镇静安眠药之后，要在老人半夜起床时注意老人的安全，防止摔跤等等。

除了饮食、睡眠之外，要合理地为老人安排适当的活动，安排什么活动，因人而异，过去老人爱好什么，就尽量还安排什么，要循序渐进，不可活动量太大，尤其有的老人服药有不良反应时（如服用三环类药物），行动不便，起床时应缓慢，防止发生体位性低血压（在起床过程时有头昏，眼前发黑，摔倒）。多卧床不起来活动的老人，要鼓励他起来走动，如果全身乏力时，要在一旁扶持，老人增加了活动时间，或者参加活动之后，要给予表扬及鼓励、赞许……

（2）抑郁症老人的最大危险是自杀观念（轻生，不想活下去的念头），自杀企图和自杀行为。

抑郁老人有自杀观念和自杀企图时的表现有：常常在日记中，给亲友的书信中或文章中写出一些关于死亡以及自杀的问题；在谈话中常常谈到自杀的想法；也会阅读一些与自杀相关的书籍；谈论一些自杀方法的内容；常常谈到活着没有意义，不如死了反而轻松……有时老人会说想念及想见到已经去世的亲人或朋友，有自杀企图的抑郁症老人会表现与过去不同的是会把一些平时自己心爱的东西送给别人，或者整理自己的东西，安排一些身后之事，如告诉亲人，应该把什么东西如何处理，存折的密码等等。如发现有这些异常的现象，应该高度警惕，不可掉以轻心，要严加防范。

一般来说，轻症病人虽然心情不好，还不想死，或者偶有不想活的念头。中度抑郁的病人会有想死的念头，却常常矛盾很多，留恋亲人，常常不会付诸行动。而严重的抑郁症老人则经常的、反复出现想死的念头，而且觉得生不如死，甚至认为只有死才能解脱自己的痛苦，才能不连累亲人。所以，老人会经常的自责，诉说自己对不起家人等等，也会安排后事。在这种情况下，不要怕提起自杀会使老人伤心，怕成为给老人的自杀“提个醒”，其实不然。不想死的老人，问了他也不会说想死，有想死念头的老人，问了之后，说出来，承认了，知道家人很关心自己，当然，没有哪个亲人会说出来“想死就去死吧，没人拦着你”之类的话，都会劝解病人不要这么想……所以老人都会体会到亲人的亲情。这种亲情会让老人放弃自杀的企图。所以，问清楚有自杀念头，劝解其要正视疾病，接受疾病的痛苦，积极进行治疗，治好了，生活是美好的，家庭是幸福的等等鼓励的话，一定会取得疗效的。

还要进一步问病人有没有想过用什么方法自杀，如服药、坠楼等。这样就可更加针对这些危险去设防。一般来说，可以发生危险的东西，如刀剪、绳子、药品等东西要妥善保管，其实最有效的方法就是24小时不离开人的照顾和护理。只有切实地做到这些才可确保安全，说实话，就是住在医院里，有时也会有发生漏洞的情况，所以提醒几点：

最危险的时间是天未亮的清晨，老人失眠，早醒。醒后这段时间，老人的心情最差，觉得不知这即将到来的这一天将如何才能度过，将会面对什么样的痛苦，有“度日如年”之感，因此产生了生不如死的自杀念头；而这段时间，正是看护的亲人经过一天的劳累，最为困倦，睡得最深的时间，所以是看护得最松的时间，老人会选择这个时间来结束生命，常常会获得成功。

许多抑郁症老人会在疾病严重时，突然表现出病情好转的假象，病人告诉亲人：自己好了，表现得平静，有笑容，表示要见见孙子，见见平时少见的其他亲朋好友，要和他们一起吃吃饭等等，此时的病情好转是假象，这是老人已经下了决心要自杀，视死如归，是在作诀别的安排，把病情好转的假象作为麻痹亲人的手段，等家人放松警惕了，自杀的时机就会出现，因此，这时如果放松了就是十分危险的。

再有一个容易放松的时期，是在病人的病情已经好转之后的2～3个月之内，一般来说，从病情上看，的确已经在逐渐地好转了，并不是伪装的，但是这段时期，病情的波动性较大，病人对抑郁的痛苦记忆犹新，一旦病情发生波动、复燃，即使是轻度的波动，对病人的打击却是巨大的，抑郁症老人对抑郁的痛苦感到实在无法忍受，会突然产生不如死去，免得又要面临巨大的痛苦，而产生自杀行为。而这段时间里，家人会完全放松了警惕，常常还没有发现病人的病情波动，没看出来老人的情绪低落，因此，常常不会再有严防自杀的安排，从而导致自杀成功。因此，在这里提醒家属，在疾病刚刚获得好转的时候也不可放松警惕，实际上，这段时期发生自杀成功的可能性比疾病严重时期要高，危险性更大。

还有一个危险的阶段是：看过门诊，确定诊断是抑郁症之后，服用抗抑郁药后，疗效未出现，不良反应却发生了之后，大约2～3周的时间内，老人对得了这种病感到不光彩，认为是精神病，认为严重了之后一定会成“疯子”那样的表现，为了不出现那种丢人的现象，还不如趁早“走了”；另外，吃了药比没吃的时候更难受，简直无法忍受，认为反正治不好，还不如不再受罪了……总之，这一段时间里，自杀率明显上升。

对于有自杀观念、自杀企图和有自杀行为的老人，要听其言、观其行，不可大意，还要千万记住，有的老人一次自杀未遂，抢救过后并不后悔（因为病没好!），还会反复发生自杀行为，别被抢救后说的

“以后不死了”的话给骗过去，而放松看护。

值得提醒的是：家族中，特别是直系亲属中有自杀史的，或自杀身亡的病人，自杀的危险性比较大，更应密切重视。

遇到有自杀企图或已经有过自杀未遂的病人应该住院治疗，这是住院治疗的主要的指征。防止在家庭中照顾困难，住院的安全条件还是比家中好些。

(3) 照料抑郁症老人时，要与老人进行交流，要理解病人的痛苦，不仅仅是同情，是理解，抑郁症的痛苦是世界上所有疾病之最。比心脏病，比糖尿病，比癌症还要痛苦，亲人了解老人的痛苦，对老人的心理是个极大的安慰，要关心老人，不断地、反复地、多次地给予支持、鼓励，对消除老人的无用感、无助感和无望感是十分必要的，要陪同老人一起活动，千万不可对老人冷漠，听之任之，否则老人会感到自己受了冷落，会认为自己成了家人的累赘，会产生被遗弃的想法，而加重抑郁情绪，强化自杀观念。

如果老人有无用感，有一种自己变笨、变成痴呆的想法时，要明确地告诉老人，这是一种抑郁症的表现，可以带老人来进行记忆测查，带老人找医生看病，让医生给讲解，告诉老人这并不是痴呆，解除老人的疑虑。

要经常讲些让老人高兴、宽心的事情，使老人生活有乐趣，也要不断地开导老人“凡事要想得开”，用摆事实、讲道理的方法表明老人没有可以值得发愁、想不开的事情。这么想不开也是因为有病的原因，而疾病是可以治好的，讲解这种病并不可怕的种种道理。

要按时、按量地协助老人服药，又要给老人保管好药品，定期陪同老人到医院门诊复查，要积极主动，千万不要在老人面前叙说自己多么忙之类的话，这会让老人为了减少亲人的负担而不肯来看病、复查，甚至不肯再服药，带来病情复燃或复发的危害。

对于抑郁症老人的精心、耐心、充满爱心的帮助和护理是对老人治愈抑郁症的极为重要的环节，甚至比吃药还重要。愿老人们欢乐地度过晚年！